汉竹编著·健康爱家系列

中医面诊：
看五官识五脏

田 野 主编

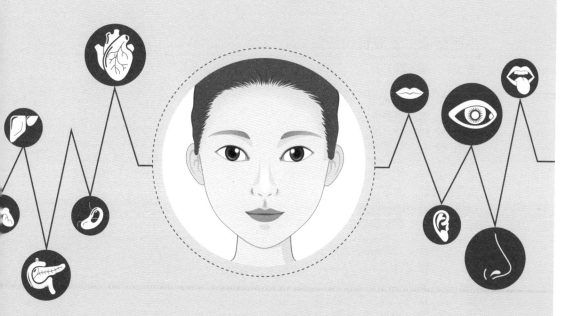

江苏凤凰科学技术出版社
全国百佳图书出版单位
·南京·

图书在版编目（CIP）数据

中医面诊：看五官识五脏 / 田野主编 . — 南京：
江苏凤凰科学技术出版社，2023.2（2024.05 重印）
（汉竹·健康爱家系列）
ISBN 978-7-5713-3229-7

Ⅰ．①中… Ⅱ．①田… Ⅲ．①望诊（中医）Ⅳ．
① R241.2

中国版本图书馆 CIP 数据核字（2022）第 173257 号

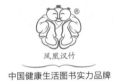

凤凰汉竹

中国健康生活图书实力品牌

中医面诊：看五官识五脏

主　　　编	田　野	
编　　　著	汉　竹	
责 任 编 辑	刘玉锋　赵　呈	
特 邀 编 辑	蒋静丽　李　翠	
责 任 校 对	仲　敏	
责 任 监 制	刘文洋	

出 版 发 行	江苏凤凰科学技术出版社
出版社地址	南京市湖南路 1 号 A 楼，邮编：210009
出版社网址	http://www.pspress.cn
印　　　刷	南京新世纪联盟印务有限公司

开　　　本	720 mm×1 000 mm　1/16
印　　　张	11
字　　　数	220 000
版　　　次	2023 年 2 月第 1 版
印　　　次	2024 年 5 月第 4 次印刷

标 准 书 号	ISBN 978-7-5713-3229-7
定　　　价	39.80 元

导读

面诊主要看什么?

为什么看五官可以体察脏腑的变化?

面色发白是气血不足引起的吗?

……

其实,人体五脏六腑的病理变化会表现在面部的相关区域,而面诊正是通过观察人的面部形态、气色等变化,判断人体各脏腑的功能状态,帮助人们及时发现疾病征兆或为疾病的治疗提供诊断依据。

如今,很多人仍然对面诊缺乏科学的认识,甚至以为面诊和看面相是一回事,这是不科学的。面诊是以中医理论为指导,用来诊断疾病的一种方法,它可以体察脏腑、气血、筋骨、经络、精气的变化,进而判断病因、病机、病势、转归、预后等信息, 属于医学范畴;而看面相是民间算命的一种方法,与医学没有必然的联系,既不能防病也不能治病,不能把二者混为一谈。

本书首先介绍了面诊的基础知识,然后详细分析了多种异常症状的病因,并针对每种症状给出了中药、饮食、按摩等调理方法。本书将深奥的中医理论用通俗易懂的语言和图解的形式表现出来,让零基础的人也能够学习面诊,从而帮助人们及早发现疾病征兆,避免小病变成大病。

目 录

第一章 面诊入门知识

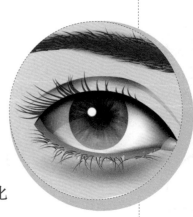

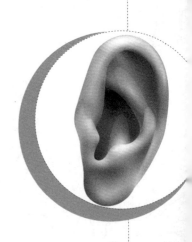

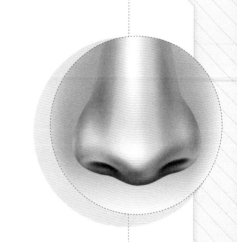

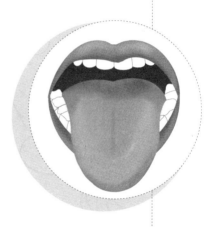

16 面诊时需要注意什么

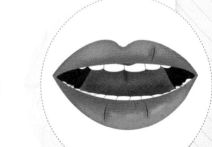

第二章 了解五脏的健康情况

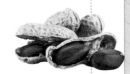

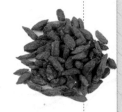
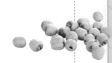

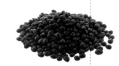
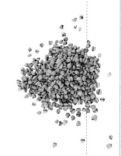
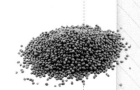
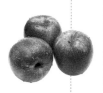

第四章 眼诊：眼睛是脏腑的外镜

第七章　舌诊：舌头是身体的全息元

第八章　口诊：口唇是脾胃的外候

口诊

眼诊

五官

舌诊

鼻诊

耳诊

面诊

面色

第一章

面诊
入门知识

面诊是中国历代医家几千年来诊断疾病的宝贵经验积累，在中国有着悠久的历史。要想学习面诊，首先需要了解一些面诊的基础知识，包括面诊的概念、面诊的理论基础、面部器官和人体脏腑的对应关系以及面诊的注意事项等。

什么是面诊

面诊，就是对面部反射区进行观察，以判断五脏六腑各个部位的健康状况。医生经常运用中医的望诊来对面部整体以及面部五官进行观察，从而判断人体全身与局部的病变情况。

五脏六腑的病理变化或心理变化会表现在面部的相关区域，所以面部的望诊可以洞察病机、掌握病情。比如，正常人的面色微黄，且红润、有光泽，称为"常色"；而生病时，皮肤的色泽会发生变化，称为"病色"。从临床上看，病色主要有以下四种情况。

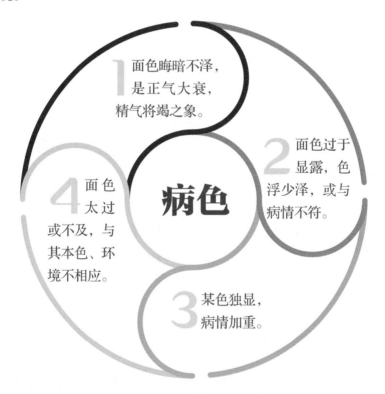

病色

1 面色晦暗不泽，是正气大衰，精气将竭之象。

2 面色过于显露，色浮少泽，或与病情不符。

3 某色独显，病情加重。

4 面色太过或不及，与其本色、环境不相应。

所以，运用面诊观察患者时，要善于结合面诊时的外界环境特点和患者的个体差异，灵活掌握诊断标准，以常测变，正确判断各种症状。

面诊不仅可以诊病，还可以预防疾病。因此，面诊在中医诊断学上具有非常重要的意义。

面诊属于望诊

望诊，是指医生通过视觉对人体的全身、局部及排出物等方面进行有目的的观察，以了解患者的健康状况、测知患者病情的诊断方法。

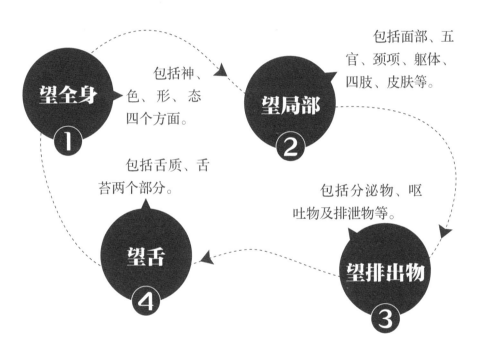

望全身 ① 包括神、色、形、态四个方面。

望局部 ② 包括面部、五官、颈项、躯体、四肢、皮肤等。

望舌 ④ 包括舌质、舌苔两个部分。

望排出物 ③ 包括分泌物、呕吐物及排泄物等。

人的视觉在认识客观事物中发挥着重要的作用，因而望诊作为四诊之首，在诊法中占有非常重要的地位，正如《难经·六十一难》所说："望而知之谓之神。"中医理论认为，人是一个有机的整体，内在脏腑、经络、气血及津液等出现的病理变化，必然会通过外在的表现反映出来。望诊不仅可以了解机体的健康状况，还可作为判断脏腑、气血等病理变化的依据。

面部诊病有根据

面部的变化与内脏疾病息息相关，当内脏发生病变时，即在面部有所表现。这是因为面部为脏腑气血的外荣，又为经脉所聚，加之面部皮肤薄嫩，故色泽变化易显露于外。

面部可以反映脏腑气血的变化

面部是诸多经脉的汇聚之所，心主血脉，其华在面，手足三阳经皆上行于头面。头面部的血脉比较丰富，为脏腑气血之所荣。通过观察面部可以了解人体各部位的生理信息。另外，面部变化较其他部位更容易把握，这是因为面部皮肤比较薄嫩，处于人体高处，色泽变化也表现得更加明显。

中医学经过长期、大量的医疗实践，逐渐认识到人体是一个统一的有机整体，以五脏为中心、经络为通道、气血为媒介，内联脏腑，外络肌肤，连通四肢百骸。人体的各个部分相互联系、相互影响、相互作用，体内脏器的变化，会在身体外部表现出来；身体外部的变化，也可以影响到内部组织器官的变化；局部的病变，可影响到全身；反之，全身病变也可在局部，如头发、面部、目、鼻、唇、耳等部位反映出来。因此，面诊通过面部各部位的形态、气色等变化，大致可以判断出各脏腑的功能状态。这是面诊的理论依据，其相对较完善的理论系统早已在《黄帝内经》中就形成了。

身体的变化过程虽然都循序渐进，并且缓慢不易察觉，但是仍有蛛丝马迹可循。所以我们平时要留心观察五官，以发现其细微的变化，进而探知变化发生的原因，一方面可以预防疾病，另一方面也可以避免疾病恶化。

面部反映脏腑的生理信息

　　人的面部能反映人体各部位的生理信息，因此面部是人体的缩影。面部的各个部位对应不同的脏腑，这是面部望诊的基础。《黄帝内经》中就系统叙述了五脏六腑、四肢百骸在面部的反映，下图是以《黄帝内经》为基础，结合现代临床医学总结的面部脏腑对应位置，对于诊断疾病具有积极的指导意义。

　　面部各部位与脏腑对应的位置：额头正中间对应头面，印堂上部对应咽喉，眉心对应肺，鼻根对应心，鼻柱对应肝，鼻柱两旁对应胆，鼻尖对应脾，鼻翼两旁对应胃，颧骨下方对应大肠，颧骨下方偏内侧对应小肠，两颊对应肾，人中对应膀胱，嘴唇周围对应生殖系统。

　　当人的身体发生病变时，在面部相应的位置会出现颜色或形状的异常变化，仔细观察五色及形状出现异常的脏腑对应区，能够辨别哪个脏腑出现了问题，比如两眉中间是肺区，如果这个位置发白，可能是肺气不足的表现。这种方法对于人们自诊自查很有帮助。

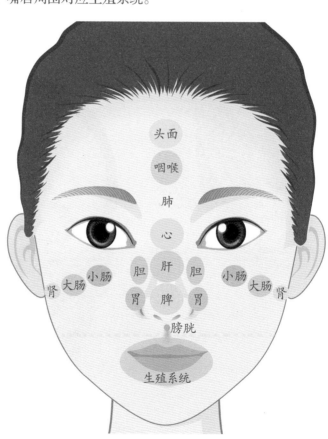

面部对应脏腑划分法

面部有很多经脉

　　头面部的经络实际上是非常多的，《灵枢·邪气脏腑病形》中记载："十二经脉，三百六十五络，其血气皆上于面而走空窍。"这说明了头面部的重要性。

　　基本上所有的阳经都上于面。在面部正中线的下方，有任脉到承浆，上部到龈交的是督脉，即任督二脉到面部；手足阳明经的会穴在迎香，即阳明经到面部。另外，足少阳胆经、手少阳三焦经、足太阳膀胱经、手太阳小肠经也都在面部有循行，都是行在面部表面的腧穴。

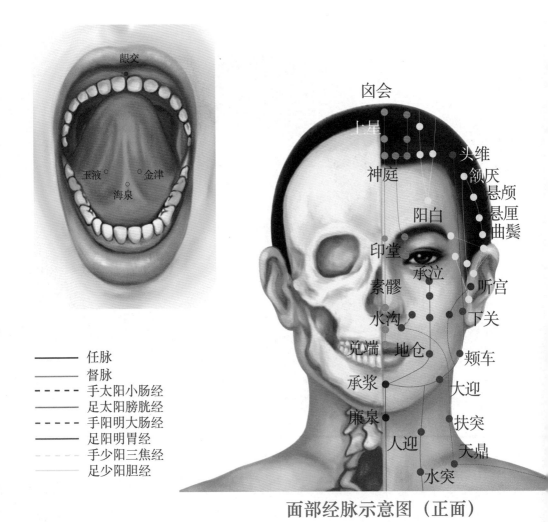

——	任脉
——	督脉
- - - -	手太阳小肠经
——	足太阳膀胱经
- - - -	手阳明大肠经
——	足阳明胃经
- - - -	手少阳三焦经
——	足少阳胆经

龈交

玉液　金津
海泉

囟会
上星
神庭
阳白
印堂
承泣
素髎
水沟
兑端　地仓
承浆
廉泉
人迎

头维
颔厌
悬颅
悬厘
曲鬓
听宫
下关
颊车
大迎
扶突
天鼎
水突

面部经脉示意图（正面）

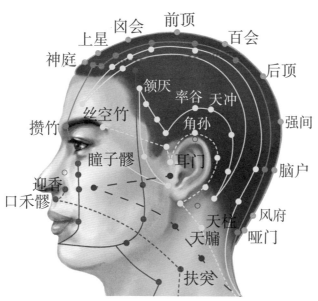

面部经脉示意图（侧面）

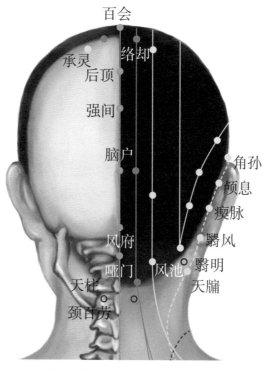

面部经脉示意图（背面）

面诊主要看什么

面诊主要通过对面部形态、颜色、皮肤、瑕点分布等方面的观察，从而得知脏腑、经络、气血功能的状态。

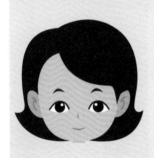

看面色

看面色主要是观察面部的颜色和光泽，然后根据不同的色泽确定气血的盛衰和疾病的发展变化，从而了解人体的健康状况。中国人的皮肤微黄，而且红润有光泽，这是面色健康的标准。相反，如果颜色和光泽出现异常，则说明身体可能出现了问题。

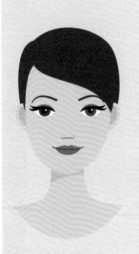

看五官

看五官也是面诊的一个重要方面。中医认为，五脏开窍于五官，所以可以通过观察五官来了解人体五脏六腑的健康状况。目为肝窍，所以肝脏有病多反映在眼睛上，如眼睛红肿，多为肝火或风热所致；肾开窍于耳，所以肾脏有什么异常，多会在耳部有所表现，如耳轮干枯焦黑，多为肾精亏耗；肺开窍于鼻，如果肺部出现了病变，则鼻子也会有异常表现，如鼻翼煽动，多为邪热蕴肺。

看舌头

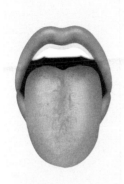

　　望舌诊病是中医长期实践积累的独特察病手段，主要观察舌质和舌苔。舌质是舌的肌肉部分，可以反映五脏的虚实；舌苔是舌面附着的苔状物，可以反映外邪侵入人体的深浅。正常人的舌头呈淡红色，舌苔薄白。舌头异常一般从舌质的颜色、形状和舌苔的状态来判定，如红舌主热，淡白舌主虚、寒，紫舌主瘀，黄苔主里证、热证，白苔主表证、寒证。

看人的精神状态

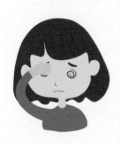

　　精神面貌是人体生命活动的综合体现，要结合其精神、眼神、表情、语言及反应等来观察判断。假如一个人神志清楚、目光明亮、表情自然、语言清晰、反应灵敏，这是健康的表现；如果一个人总是神志不清、目光晦暗、表情淡漠、口齿不清、反应迟钝，呈现出精神萎靡的状态，那么基本可以判断这个人处于患病状态，甚至病情比较严重。

看人的整体形态

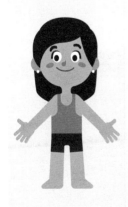

　　看人的整体形态是辅助面诊的一种手段，让诊断更为全面准确。人的形态包括体形和姿态，这些能够提供很多诊病信息。通过观察体形，可以更全面地进行判断，比如有些人虽然肥胖，但吃的东西却很少，这种人大多脾虚有痰湿；而有些人体形较瘦，但吃的东西却很多，这种人大多胃火较旺。通过观察姿态，也可推测人整体的状态：有的人喜欢安静，不好动，多属寒证；而有的人比较急躁，非常好动，则多属热证。

面部与脏腑的对应关系

　　面部反射区可以反映五脏六腑的变化，如果面部反射区出现了异常或病变，说明脏腑也相应地出现了问题。如鼻子的根部叫作"山根"，是人体心脏的反射区，当此处出现病变时，则说明心脏可能出现了问题。接下来详细介绍面部反射区与五脏六腑的对应关系。

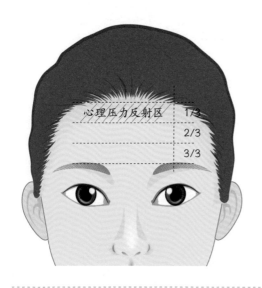

心理压力反射区

　　在额上 1/3 至发际处（即发际一圈）。此处若出现痘痘，或和面部颜色不一样，提示心理压力比较大；若出现斑点，提示心脏可能有病变，如心肌无力；若有痣或瘊子，说明可能心脏功能先天不足。

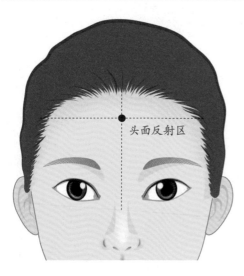

头面反射区

　　在额上 1/3 与鼻梁中线交叉处。如果此处出现竖纹，或竖纹很深且本部位发红的话，此人可能心脑血管供血不足，会出现头痛、神经衰弱、多梦、睡眠不好等症状。

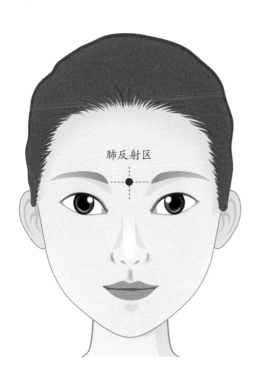

肺反射区

在两眉头连线的中点位置。若额头中间比较凹，且颜色或晦暗，或发青，或有斑，可能是肺部有疾病，容易呼吸不畅；若有粉刺，可能近期患过感冒或咽喉肿痛；若两眉头部位有痣、瘩子或颜色发白，可能有咽喉炎或扁桃体炎，或胸闷气短，或肺有病；若眉头向上的部位有凸起，可能存在肺疾。

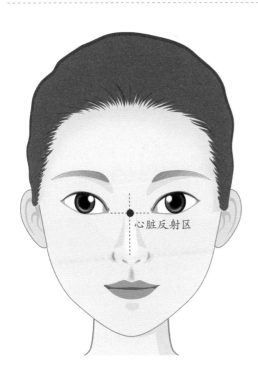

心脏反射区

在两目眼角内眦连线的中点，坐落于鼻梁骨较少的位置。若出现横纹或横纹比较明显，可能存在心律不齐或心脏状况不好的情况；若此处横纹较深而且舌头上面有很深的竖纹，可能存在比较严重的心脏病。

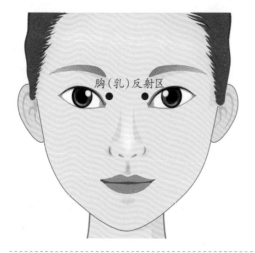

胸（乳）反射区

在眼角内眦稍上部位。若男性此部位晦暗或发青，说明可能患有胸闷气短；若女性此部位晦暗或发青，说明可能有经期乳房胀痛；上眼皮内侧部位有痣、瘊子或眼皮上有粉痘状的突起，说明男性可能有胸膜炎，女性乳房可能有小叶增生；若女性眼角部位有小包，说明可能有乳腺增生。

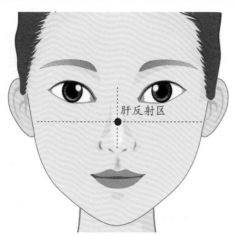

肝反射区

在鼻梁中段（鼻梁最高处）。若此部位颜色青暗或有斑，可能肝有问题；若此部位有痘痘，可能肝火旺；若鼻梁高处有斑，可能是肝火大、情绪不稳定等；若鼻梁处一直青到鼻头，要警惕肿瘤。

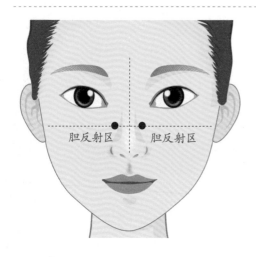

胆反射区

在鼻梁高处的外侧部位。若此部位有红血丝、痘痘，或早晨起床后嘴里发苦，可能胆部有了轻微炎症；若有斑，可能是胆囊炎；若有竖褶纹，或笑时有竖褶纹，可能胆囊有问题；若此部位有痣、瘊子，可能胆功能先天不足，也可能有胆结石。

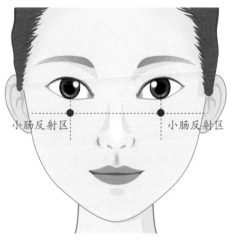

小肠反射区

在颧骨下方偏内侧部位。若此部位有红血丝、痘痘、斑、痣或瘊子，可能是小肠吸收功能不好，身体看起来往往较为瘦弱。

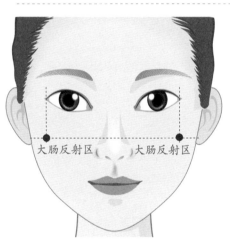

大肠反射区

在颧骨下方偏外侧部位。若此部位有红血丝、痘痘、斑、痣或瘊子，可能是大肠排泄功能失调，往往存在大便干燥、便秘或便溏；若此部位有呈半月状的斑，提示容易便秘或有痔疮。

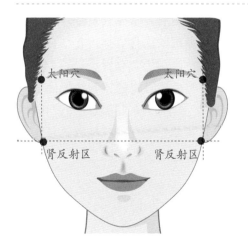

肾反射区

从太阳穴处垂直向下，与两耳垂之间连线交叉点处。若此部位有红血丝、痘痘或斑，可能是肾虚，会出现倦怠、腰部或背部酸痛；此部位有很深且大的斑点，很有可能是肾结石；若此部位有痣或瘊子，可能是肾功能先天不足，会出现腰、腿及背部酸痛。

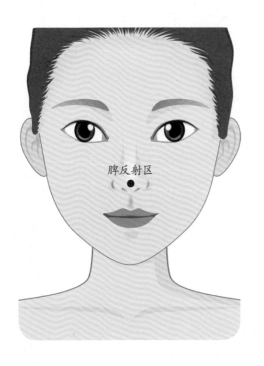

脾反射区

　　在鼻头。若鼻头发红，或有酒糟鼻，或鼻头肿大，说明脾热或脾部肿大，往往出现头重、脸颊疼、心烦等症；若鼻头发黄或发白，说明可能是脾虚，往往会出现汗多、畏风、四肢懒动、倦怠、不思饮食等症。

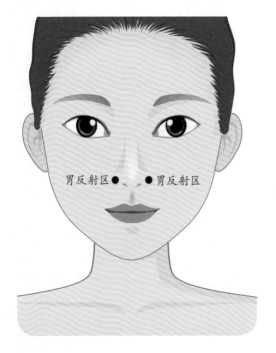

胃反射区

　　在鼻翼两侧。若鼻翼发红，可能有胃火，易饥饿，有口臭；若红血丝比较严重，说明可能有胃炎；若鼻翼灰青，说明可能有胃寒；若鼻翼部发青、发瘪，经常胃痛且持续时间较长，可能患有萎缩性胃炎；若鼻翼薄且沟深，亦可能是萎缩性胃炎。

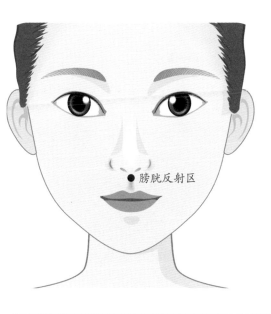

膀胱反射区

膀胱反射区

　　在人中沟的上 1/3 与下 2/3 交点处，即水沟穴的部位。若此部位发红，或有红血丝、痘痘、脓疮等，提示可能有膀胱炎，会出现小便赤黄、尿频，也可引起腰部酸痛；若女性患膀胱炎，往往是妇科疾病所致；若鼻根发红，且整个鼻梁骨发红，但无尿频、尿急症状，可能是鼻炎的征兆。

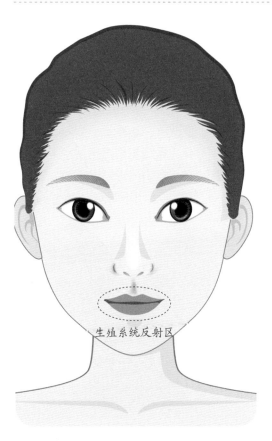

生殖系统反射区

生殖系统反射区

　　在人中及嘴唇四周部位。若女性嘴唇下面有痣或瘊子，并且下巴发红，而肾反射区比较光洁，可能存在腰部酸痛的症状；若女性人中有瘊子，说明子宫可能有问题；若男性上嘴唇周围有痣、瘊子，并且肾功能反射区也不好，可能生殖系统有问题；若 40 岁以上的男性上嘴唇比较厚，可能是前列腺增生；若上嘴唇有粉刺，并且反复发生，说明可能患有前列腺炎；若男性上嘴唇不平，有沟，说明可能有性功能障碍。

面诊时需要注意什么

相对于其他诊法来说，面诊是比较容易的，但是为了得到更准确的结果，还是要尽可能避免一些不利的因素。

面诊前切勿化妆

化妆品会遮盖住皮肤的真实颜色，不利于疾病的诊断。如面色萎黄是脾虚证的表现，但面部化妆后，可能会使医生做出错误诊断；口红也会让一个因阳虚而唇色苍白的患者变成气血调和的"常人"。所以，患者在看病时切勿化妆，要素颜，这样有助于准确诊断。

面诊前不宜摄入有颜色的食物

就诊前如果吃了番茄、甘草片、杨梅、乌梅等有颜色的食物或药片，容易造成误诊。因为番茄会使口腔、嘴唇泛红，杨梅、乌梅等容易使舌苔变黑，咖啡、蛋黄、橘子及黄色的药片、口服液等会使舌苔变黄，这些都会影响面部和舌苔的颜色，从而影响疾病的诊断。此外，进食、饮酒和剧烈运动也易使气血运行变快，从而使面部颜色发生变化，继而影响疾病的诊断。所以，勿在进食、饮酒和剧烈运动后立即进行面诊，一般以相隔1个小时左右为宜。

观察舌头时要放松

面诊时，只有舌头是藏在里面的，需要伸出口外才能看清。所以，要提醒大家，在观察舌头时不要将舌头伸得长长的、尖尖的，也不要为了看得更全面而让别人这样做。因为舌头的颜色和舌头本身的松紧状态有密切的关系，如果舌头伸得太长太尖，容易变成代表热证的红色舌象。所以，伸舌头时应该自然放松，在展开的基础上，伸出舌长的1/3就可以了。

心

肝

中药

脾

第二章

穴位

肾

了解五脏的健康情况

人体的五脏指的是心、肝、脾、肺、肾，虽然各有各的功能，但又相互配合。只有五脏功能良好，气、血、津液才能正常生成，正常流动，并且发挥滋养作用，人才能有良好的精神状态，不生病，气色好。

本章详细讲解了五脏的功能，以及检测五脏健康的方法，并介绍了多种养五脏的食疗方和穴位方。

肺

食疗

什么是五脏

五脏藏精气，如果把人体比作一棵大树，把气血比作大树茁壮成长所需的养分，那么经络就是大树运输养分的通道，而五脏则是树根，维持着大树所有功能的正常运作。每个脏器都有各自的职责，分工合作，从而保证人体各项功能的正常运转。

人体是以五脏为中心展开日常生命活动的。现代医学以解剖学来划分五脏，中医则以内脏系统的作用（即生理机能）来划分五脏。所以，中医中的五脏不完全等同于现代医学的心、肝、脾、肺、肾，它的概念要更广，代表着一个系统的功能，不单单是一个脏器。

心

中医的心是君主之官，心可以起到泵的作用，负责将氧气和营养输送到全身各处，心的功能关系到大脑的运作。心悸、失眠、不安、健忘等主要是由心引起的病症，且容易表现在舌头上，并使面色发生变化。

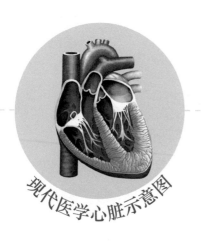

现代医学心脏示意图

肝

肝类似于现代医学中的肝脏，主管血液的储藏、再生等生理机能。中医认为，若肝脏衰弱，眼睛和指甲就容易出现问题，还会因为压力导致过敏、面色苍白等。

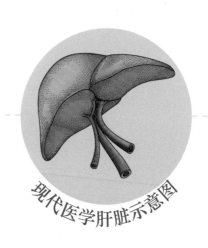

现代医学肝脏示意图

脾

脾是指人体的肠胃功能。中医的脾，主要的责任就是为身体提供充足的"粮食"，让身心无忧。脾一旦衰弱，嘴巴和肠胃就容易出现问题，面色也会随之发黄。

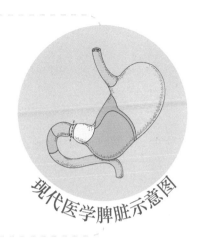

现代医学脾脏示意图

肺

中医所讲的肺包含肺、鼻、喉咙、支气管、皮肤。肺具有重要的生理功能，呼吸的好坏、身体毒素的排出都由肺说了算。肺衰弱时，鼻、皮肤、喉咙就容易出现病症，面色也不好。

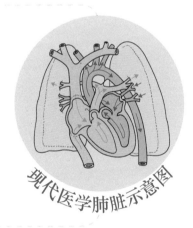

现代医学肺脏示意图

肾

肾包括主管水分代谢的肾脏、主管生育的生殖器，以及肾上腺、性腺等激素分泌器官。肾若衰弱，头发、耳朵和牙齿就容易出现一些异常症状，面色也容易发黑。

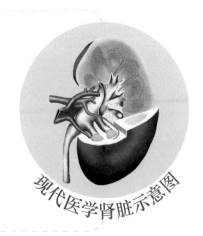

现代医学肾脏示意图

看五官知五脏健康

　　人的内脏与五官存在着对应关系，如果内脏发生病变，五官的相应部位也会出现异常。在《黄帝内经》中指出，五脏的精气分别通达七窍，心开窍于舌，肝开窍于目，脾开窍于口，肺开窍于鼻，肾开窍于耳。

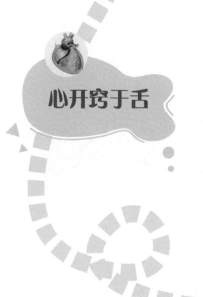

心开窍于舌

　　"心气通于舌，心和则舌能知五味矣。"一般心脏健康，心气足的话，则舌头转动灵活，能辨五味，而舌头红润则代表心之气血充足。心主血脉，舌头上面的血管非常丰富，通过观察舌头就能够知道心的健康状态。如果心阳不足，舌头表现为胖嫩紫暗；如果心阴不足，那么舌头会呈红绛色；心血虚，舌头暗淡；心火上炎，则舌红烂、生疮、疼痛；心血瘀阻，则舌紫暗或有瘀斑；心主神志，若功能异常，则会导致语言障碍，说不清话。

　　一般人们都会说清肝明目，将肝和眼睛放在一起，可见二者联系是比较密切的。肝藏血，而血又是眼睛活动的物质基础，所以肝血的盛衰会影响视力。如果肝血不足，会出现两眼昏花、视物不明的情况；如果肝经火盛，有可能会导致眼睛红肿疼痛；如果肝阴虚，眼睛可能会干涩且视力模糊；如果肝气郁结过久的话，则会导致口苦目眩。

肝开窍于目

脾开窍于口

"口唇者，脾之官也。" 唇是脾的外在表现部分，当脾气充足的时候，唇部红润有光泽；如果脾失健运，唇色就会淡白、没有光泽；脾胃有热，也容易出现口臭。

"肺气通于鼻，肺和则鼻能知香臭矣。" 肺是呼吸系统的重要组成部分，而鼻子是呼吸的出入口，如果想要保证鼻子正常的呼吸和嗅觉，肺气就需要调和。另外，如果肺部出现问题，也会反映在鼻子上，如果外感风寒，就会鼻塞、流鼻涕；如果有肺热，鼻孔就会干涩。

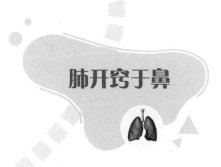

肺开窍于鼻

肾和耳朵的关系很密切，如果想要补肾，可以经常按摩耳朵。肾亏虚的时候，一般会出现耳鸣、听力下降的情况，甚至还会出现耳如蝉鸣的现象。老人如果出现听力减退的情况，也应该考虑是否肾气较弱。所以，如果听力出现问题，不妨补补肾气，可能会有不错的效果。

肾开窍于耳

七窍通五脏，观察五官就可以判断五脏的健康，适用于生活中的快速检测，如果是具体的临床诊断，则需要结合其他的症状以及去正规医院检测才可得知。

测一测自己的心

《黄帝内经》中说："心者，君主之官。"心在人体生命活动中起着重要作用，一方面，心能使全身血液畅通运行，另一方面，人的精神活动大多是由心神主管。心在五行中属火，心功能异常可通过胸部、面部、舌头、呼吸、睡眠等方面的异常状况表现出来。

心功能异常的症状表现

若心功能异常，人体就会出现浮肿的症状；若心脏机能亢进，热气太盛，头部就会充血，导致血压升高，难以入睡，脸和舌头也会变红；若心脏功能衰弱，就会导致稍微一运动就感觉心悸、气喘，容易出汗、口齿不清、健忘；若心经循环发生异常，就会导致左侧肩胛骨或肩膀僵硬、酸痛，舌头发紫等。

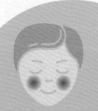

观察面部
- ☑ 面色整体偏红
- ☑ 面部浮肿

观察舌头
- ☑ 舌尖发红，舌头整体有些发紫
- ☑ 舌底静脉曲张

觉察心脏部位及周围
- ☑ 心脏、胸部、下巴到喉咙部位感觉疼痛，有被勒紧的感觉
- ☑ 左侧肩胛骨、颈部或肩膀感觉僵硬、酸痛

养心宜做轻度运动

多进行散步、慢跑等轻度运动，有助于锻炼心脏，强化心血管。

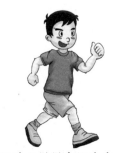

运动以微微出汗为度。

心的功能

心的功能主要是让血液循环，将热量、水分、营养和氧气输送至全身各处。

觉察呼吸和睡眠

☑ 经常感到心悸、气喘

☑ 难以入睡

觉察记忆和语言

☑ 健忘

☑ 口齿不清

觉察四肢和运动

☑ 稍微运动就大汗淋漓

☑ 手脚浮肿

盛夏、隆冬时节要注意养心

过冷或过热都会增加心脏的负担。炎热的夏季，身体会大量出汗，消耗大量的能量，这会增加心脏的负担；寒冷的冬天，血管收缩也会给心脏造成负担。因此，在夏季和冬季时，应尽量让身体处于比较舒适的环境中。

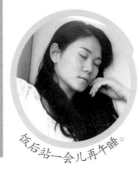

饭后站一会儿再午睡。

午时小憩对心脏好

中午适当休息，可以缓解一上午工作带来的疲劳，从而减轻心脏的负担，有助于健康。

11:00~13:00

为**午时**，**心经当令**，此时**阳气较盛**、**阴气衰弱**，是**养心**的好时候。

适宜的养心方法是乐观

过度的紧张、抑郁、焦虑等会促使人体交感神经兴奋，刺激心肌细胞收缩，导致心率加快、外周血管收缩，引起心肌耗氧量增加，还会引发心血管的损伤。因此，平时应注意调节自己的情绪，保持乐观、平和的心态。

如何养心

食疗方：宜吃红色、苦味食物

中医认为，红色属火入心，红色食物大多具有益气补血和促进血液生成的作用。苦味属阴，能燥湿坚阴，有疏泄作用，可清除人体内的湿热。心在五行中属火，苦能调降心火，平衡阴阳，从而保证心脏正常运行。

养心应该吃哪些食物

养心宜多吃红色、苦味的食物。一般红色食物有补血、活血的作用，苦味食物有降火的作用。

★ 补血强心的食物：猪心、赤小豆、花生、大枣等。

★ 降火安神的食物：苦瓜、莲子等。

★ 活血化瘀的食物：黑木耳、山楂等。

中药调理养心安神

心神失养者可以用养心安神的中药来调理，如酸枣仁、柏子仁、合欢皮等。

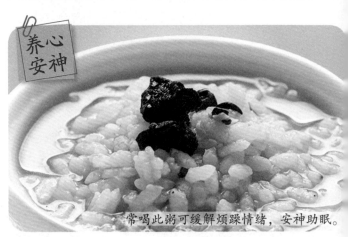

养心补血

花生和赤小豆提前浸泡更容易煮烂。

花生赤小豆汤 花生 50 克，赤小豆 100 克。赤小豆、花生分别洗净，入砂锅，加适量清水，大火煮沸，转小火熬到食材熟烂即可。此汤可养心补血、利水消肿。

养心安神

常喝此粥可缓解烦躁情绪，安神助眠。

酸枣仁粥 酸枣仁 15 克，大米 100 克。大米淘洗干净倒入锅中，加适量水，开火煮至粥将熟时，加入酸枣仁稍煮片刻即可。此粥可养心安神。

穴位方：疏通经络，通畅心血

经常疏通手少阴心经可保护心脏。此外，神门穴、曲泽穴、心俞穴也都是保养心脏的穴位，可采用不同的穴位疗法达到通畅心血的调理效果。

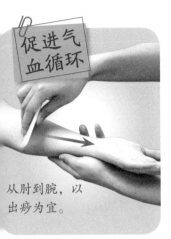

促进气血循环

从肘到腕，以出痧为宜。

刮痧心经 用刮痧板从上往下刮拭手臂上的心经，以出痧为宜。

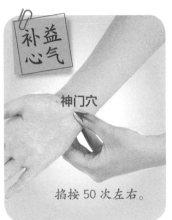

补益心气

神门穴

掐按 50 次左右。

按摩神门穴 用拇指指尖掐按神门穴，力度以能耐受为宜。

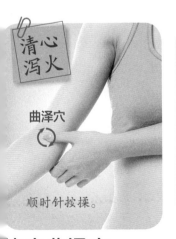

清心泻火

曲泽穴

顺时针按揉。

按摩曲泽穴 用拇指指腹对曲泽穴进行按揉，每次 3~5 分钟，以感到酸胀为宜。

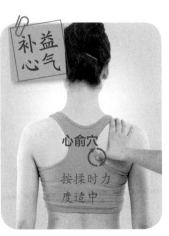

补益心气

心俞穴

按揉时力度适中。

按摩心俞穴 用拇指指腹按揉心俞穴 3~5 分钟，可缓解心痛、心悸等症状。

养心的穴位有哪些

手少阴心经位于手臂内侧，刮痧心经，可促进气血循环。

★ **按摩神门穴**有补益心气、镇静安神的作用，可用于缓解健忘、失眠、心悸等。

★ **按摩曲泽穴**有清心泻火的功效，可用于缓解心火引起的心痛、心悸等。

★ **按摩心俞穴**具有养心安神、宁心定惊的功效，常用来缓解心悸、失眠、健忘、心烦等。

保养建议

可在午饭前轻拍心经上的穴位，以感觉舒适为宜，每次 3~5 分钟即可。

测一测自己的肝

　　《黄帝内经》中有这样一句话："肝者，将军之官。"因为肝藏血、主疏泄，可决定其他脏器的安危。肝能够贮藏一定的血液，以维持站立、行走等生理活动；肝的疏泄功能，使气不郁结；而眼睛之所以能视物，也全赖于肝血的濡养和肝气的疏泄。

肝功能异常的症状表现

　　肝血不足，眼睛就会干涩、酸胀，甚至会引起视力减退；若肝气不舒，就容易出现气机不调、血行不畅、乳房胀痛等情况，导致长痘、皮肤粗糙、脸色晦暗等；若是肝脏虚弱，则解毒排毒功能下降，会出现食欲下降、恶心、乏力、容易动怒等症状。

保持心情舒畅

　　生气或情绪紧张会伤肝。当生气或紧张时先深呼吸让心情平静下来。

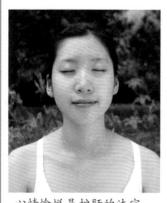

心情愉悦是护肝的法宝。

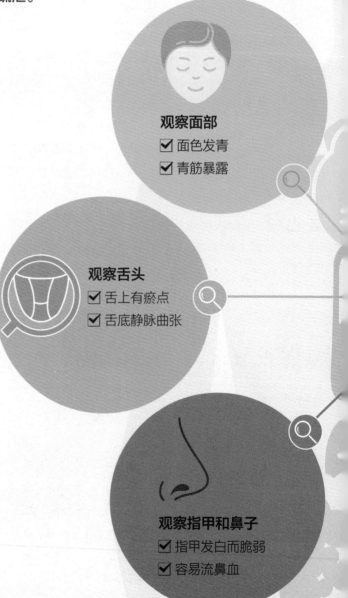

观察面部
- ☑ 面色发青
- ☑ 青筋暴露

观察舌头
- ☑ 舌上有瘀点
- ☑ 舌底静脉曲张

观察指甲和鼻子
- ☑ 指甲发白而脆弱
- ☑ 容易流鼻血

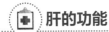 **肝的功能**

肝主疏泄而藏血，调和气血，刚柔相济。肝的疏泄和藏血功能正常，则气血充盈，能耐受疲劳。

春季护肝效果好

春季肝气旺盛而生发，若肝气生发太过或不足，就容易损伤肝脏，因此春季护肝非常重要，可以开展一些户外活动，如散步、踏青、打球等，既能使人体气血通畅，促进吐故纳新，强身健体，又可怡情养肝，达到护肝保健的目的。

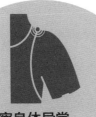

觉察身体异常

- ☑ 经常性便秘、腹泻
- ☑ 肩膀部位肌肉僵硬、腿抽筋

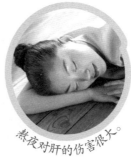

熬夜对肝的伤害很大。

睡眠充足利于养肝

肝在人熟睡时会对血液进行排毒、净化。理想的睡眠时间是晚上10点到第二天早上6点。

01:00~03:00

为**丑时**，经脉气血**循行流注至肝经**，此时**养肝效果较好。**

 觉察自己的情绪和睡眠

- ☑ 容易发怒、哭泣
- ☑ 无法熟睡、多梦

觉察眼睛

- ☑ 眼睛容易疲劳，视力减退
- ☑ 眼白部分呈现红色

养肝应作息规律且禁酒

肝具有排毒、促进蛋白质代谢以及分解等功能，但不良生活习惯，如作息不规律、经常熬夜、酗酒、吸烟等会在无形中伤害肝脏。肝功能不好的人应禁酒，否则会大大加重肝脏负担，甚至引发"酒精肝"。

如何养肝

食疗方：宜吃绿色、酸味食物

中医认为，青色入肝经，绿色食物有益肝气循环，还能消除疲劳、舒缓肝郁，多吃些深色或绿色的食物能起到养肝护肝的作用。其次，适度的酸味食物有助于促进肝的正常运作，消除身体疲劳，舒缓压力，还能缓解眼睛疲劳，促进睡眠。

养肝应该吃哪些食物

养肝宜多吃有补血作用的食物。肝通过净化、再造血液滋养全身，同时也滋养自身。增加血液对维持肝的正常运作尤为重要。

★ 补肝血的食物：花生、菠菜、西蓝花、动物肝脏、蛤蜊等。

★ 疏肝护肝的食物：芹菜、绿豆、佛手、芦笋、空心菜、白萝卜、苦瓜、番茄等。

中药调理轻松护肝

养肝以疏肝理气、平肝降火、补肝养血为主，可选择枸杞子、女贞子、菊花、决明子、玫瑰花等中药来调理。

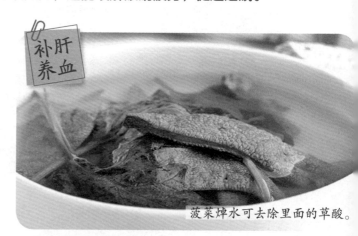

补肝养血

菠菜焯水可去除里面的草酸。

菠菜猪肝汤 菠菜、猪肝各 100 克，盐适量。菠菜洗净，略焯水。猪肝切片，余烫。将猪肝片放入砂锅中，加水大火煮沸后转小火，煮至猪肝熟，再放入菠菜稍片刻，加盐调味即可。此汤具有补肝养血的功效。

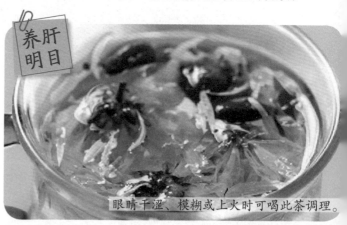

养肝明目

眼睛干涩、模糊或上火时可喝此茶调理。

菊花枸杞子茶 枸杞子 15 克，菊花 5 朵，用沸水冲泡，代茶饮。枸杞子可滋补肝肾、益精养血，搭配菊花可养肝明目，可缓解肝肾虚损引起的视力下降、夜盲症等。

穴位方：常刺激肝经，养肝护肝

足厥阴肝经，简称"肝经"，十二经脉之一。肝脏出现了问题有可能是肝经不通了，可以通过刺激肝经来养护肝脏。

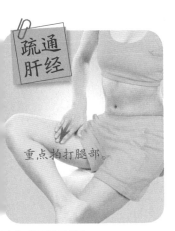

疏通肝经

重点拍打腿部。

拍打肝经 空掌拍打肝经循行部位，有节奏地进行拍打，每次拍打到有酸、胀、麻的感觉即可。可以重点对腿部的肝经进行拍打，不限时间。

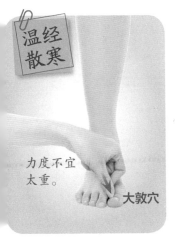

温经散寒

力度不宜太重。

大敦穴

按摩大敦穴 用拇指指端掐按大敦穴1分钟。

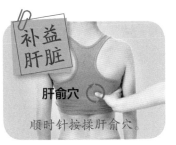

补益肝脏

肝俞穴

顺时针按揉肝俞穴。

按摩肝俞穴 施术者在受术者背部施揉法，重点刺激肝俞穴，每次3~5分钟。

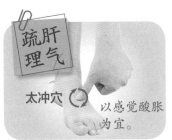

疏肝理气

太冲穴

以感觉酸胀为宜。

按摩太冲穴 用拇指指腹按揉太冲穴2~3分钟。

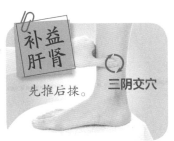

补益肝肾

先推后揉。

三阴交穴

按摩三阴交穴 用拇指指腹推揉三阴交穴2~3分钟。

养肝的穴位有哪些

刺激肝经较好的方法之一就是拍打法，可疏通肝经。

★ **按摩肝俞穴**对肝脏有较好的补益作用，可缓解下肢神经痛、脾胃虚弱、贫血、失眠等。

★ **按摩大敦穴**具有疏肝理气、温经散寒、调经止淋的功效，可以缓解闭经、月经不调、遗尿等。

★ **按摩太冲穴、三阴交穴**具有健脾和胃、补益肝肾、调养肝血的功效。

保养建议

心情不畅时，用按压的方法刺激太冲穴，可疏肝理气、降火除烦，缓解不良情绪。

测一测自己的脾

脾主运化，食物经胃消化后，由脾将精微物质及水液输送给其他脏腑。脾的传输作用是非常重要的，中医称其为"后天之本"。此外，脾还主统血，可将水谷精微化生为血液，并控制血液在血管中的运行。若脾脏出现问题，会导致其他脏腑无法及时得到营养。

脾功能异常的症状表现

脾虚会导致身体虚弱，出现头晕眼花、身体消瘦等症状；脾阳虚的人会经常腹泻；脾胃是气血生化之源，如果脾气虚弱，气血生化不足，皮肤得不到足够的滋润和营养，就会变得暗淡、萎黄，如面部发黄，也可能是脾的问题。

饭后散步健脾胃

经常散步能健脾胃，加强胃肠蠕动，提高消化吸收能力，从而起到养护脾胃的目的。

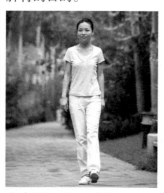

应在饭后半小时或1小时散步。

观察面部
- ☑ 面色发黄
- ☑ 面部或身体浮肿
- ☑ 面部松弛、毛孔张开

观察舌头

- ☑ 舌头发白或发红
- ☑ 舌苔发白且厚

观察口腔
- ☑ 有口臭
- ☑ 牙龈红肿、容易出血

脾的功能

脾的主要功能是消化吸收，传输营养物质，统摄血液。

长夏时节要注意防湿健脾

中医所说的长夏，是指夏末秋初交替转换之际，此时气候炎热多雨，空气湿度较大。在长夏时节，很多人会出现腹部胀满、食欲缺乏、口淡无味、大便溏稀甚至腹泻的症状，这与脾受湿有关系，需要防湿健脾。

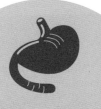

觉察胃肠功能是否异常

☑ 胃痛、胃胀
☑ 肠鸣、容易腹泻

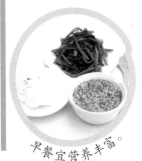

养成吃早餐的习惯

脾主运化，而脾运化的功能在巳时较强，因此，早上应养成吃早餐的习惯，使身体获得足够的营养。

早餐宜营养丰富。

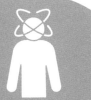

觉察身体精神状况

☑ 肌肉乏力
☑ 头晕、容易疲劳

09:00~11:00

为巳时，经脉气血循行流注至脾经，此时养脾效果较好。

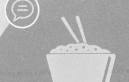

觉察饮食情况

☑ 食欲不振
☑ 食欲异常亢奋

叩齿能
减轻脾胃负担

牙齿能将食物磨碎，在咀嚼的过程中还可促进酶的分泌，帮助消化。若是牙齿不好，会影响脾胃的消化吸收功能，从而导致脾胃虚弱。叩齿的要领是摒除杂念，全身放松，口唇轻闭，上下牙齿有节律地互相轻轻叩击36次即可。

如何养脾

食疗方：宜吃黄色、甘味食物

根据中医理论，黄色与脾对应，黄色食物摄入体内，能够起到健脾补脾的作用。甘味食物能振奋脾胃之气，增强脾胃的气血化生功能。

养脾应该吃哪些食物

养脾宜多吃黄色、甘味的食物。黄色食物中的维生素A、维生素D、B族维生素、胡萝卜素的含量较为丰富。

★ 补脾的黄色食物：小米、南瓜、玉米、黄豆、红薯、土豆等。

★ 健脾益气的食物：大枣、山药、豆腐、牛肉、鸡肉、兔肉等。

★ 健脾除湿的食物：薏苡仁、赤小豆、冬瓜等。

中药调理健脾养胃

人参健脾丸、附子理中丸、参苓白术散等都是调理脾胃的中药，可对症选择合适的中药。

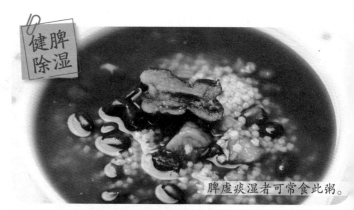

健脾除湿

脾虚痰湿者可常食此粥。

茯苓赤小豆小米粥 小米、赤小豆各30克，茯苓5克，大枣2颗。茯苓水煎，去渣取汁；大枣洗净，切开去核。小米、赤小豆分别洗净，和大枣一同放入锅中，加适量水，倒入茯苓汁熬煮成粥即可。此粥具有健脾渗湿、利水消肿的功效。

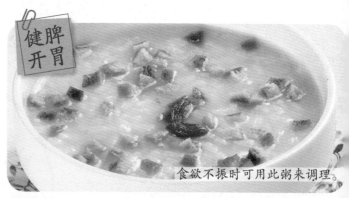

健脾开胃

食欲不振时可用此粥来调理。

陈皮粥 大米100克，陈皮10克，枸杞子适量。陈皮清洗干净，切成碎末；枸杞子、大米分别洗净。将陈皮和大米一同放入锅中，加适量水，开火煮粥，待粥将熟时，放入枸杞子稍煮片刻即可。此粥具有健脾理气、开胃促消化的功效。

穴位方：疏通经络，健脾胃

除了饮食、中药调理脾胃外，穴位按摩也是调理脾胃的一种常见疗法。采用刮痧、艾灸或按摩疗法对脾经、丰隆穴、中脘穴、脾俞穴等进行刺激，可达到保健脾胃的目的。

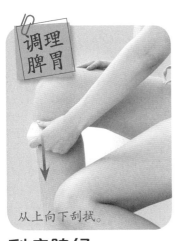

调理脾胃

从上向下刮拭。

刮痧脾经 用面刮法刮拭脾经，每次刮拭5分钟即可，至痧退后再刮第2次。

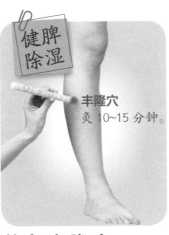

健脾除湿

丰隆穴
灸10~15分钟。

艾灸丰隆穴 点燃艾条，距离丰隆穴3~5厘米施以温和灸，以皮肤出现红晕为宜。

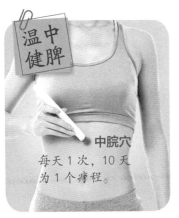

温中健脾

中脘穴
每天1次，10天为1个疗程。

艾灸中脘穴 点燃艾条，距离中脘穴3~5厘米施以温和灸，一般灸10~15分钟，以皮肤出现红晕为宜。

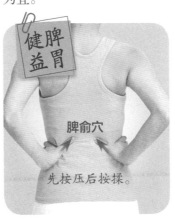

健脾益胃

脾俞穴
先按压后按揉。

按摩脾俞穴 两手拇指放在两侧脾俞穴上，逐渐用力向下按压，当感到酸痛时，再顺时针按揉。

养脾的穴位有哪些

足太阴脾经是值得关注的统血大经，用中医疗法刺激脾经，可调理脾胃。

★ 艾灸丰隆穴有健脾除湿、和胃降逆的作用，可缓解头痛、眩晕、咳嗽、便秘等。

★ 艾灸中脘穴有和胃健脾、温中补虚的作用，可缓解腹痛、腹胀、泄泻、呃逆、吞酸等。

★ 按摩脾俞穴有健脾益胃的作用，可缓解腹泻、便血、呕吐、痢疾等。

保养建议

刮痧时，要先涂抹刮痧油，力度要轻，以免刮伤皮肤。也可用中药贴敷，操作起来更加方便。

测一测自己的肺

　　《黄帝内经》指出："肺主一身之气，司呼吸，主皮毛，开窍于鼻。"可见，呼吸功能是由肺掌管的。正是在肺的作用下，人才可以从自然界中吸进新鲜空气，呼出二氧化碳，保证氧气的供应，使生命活动得以维持。在肺的呼吸作用下，气体得以实现交换，内环境得以改善。

肺功能异常的症状表现

　　若是肺掌管呼吸的功能异常，就会出现呼吸不畅、咳嗽、气喘等症状；如果邪气犯肺，肺气失宣，则鼻功能失常，就会表现出鼻塞、流涕、嗅觉失灵或鼻出血等症状；肺为声音之门，肺气可鼓动声带而发声，若肺气虚，鼓动声带的力气不足，说话声音就比较小；如果肺热伤津，阴虚血燥，会导致面色苍白憔悴。

观察面部
☑ 面色苍白憔悴
☑ 易生痤疮

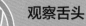

观察舌头
☑ 舌尖红
☑ 舌苔薄黄

每天深呼吸，锻炼肺功能

　　经常做深呼吸，有助于增强肺功能。选择空气好的时间段，比如上午或傍晚，呼吸要缓慢，注意身体放松。

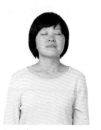

注意要用鼻呼吸，不要用嘴。

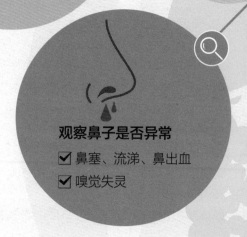

观察鼻子是否异常
☑ 鼻塞、流涕、鼻出血
☑ 嗅觉失灵

肺的功能

肺主要负责清气的生成与浊气的排出，为其他脏器提供一个清新的环境。

秋天要注意保护肺

秋季天气干燥，易耗伤津液，容易带走身体水分，造成肺黏膜和呼吸道的损伤，也就是中医所说的"燥邪伤肺"。因此，秋天更应注意保护肺，及时补充水分，这样不仅可以祛除毒素，美容养颜，也是保养肺的重要措施。

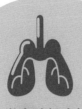

觉察肺部症状

☑ 胸闷、咳嗽

☑ 呼吸无力

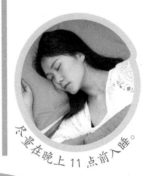

尽量在晚上 11 点前入睡。

寅时易醒提示肺气不足

在寅时，肺经会重新分配人体气血，此过程要在深度睡眠中完成，若此时易醒则说明肺气不足。

03:00~05:00

为**寅时，肺经当令，经脉气血循行流注至肺经**，此时应保证处于**深度睡眠状态。

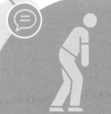

觉察易感疾病

☑ 容易感冒、咽喉肿痛

☑ 容易水肿

觉察身体精神状况

☑ 容易疲倦乏力

☑ 讲话声音微弱

游泳增加肺活量

肺活量的大小可以反映肺功能的强弱，肺活量大，肺功能较强，反之则弱。而游泳是增加肺活量的运动，建议每次以 50 米为距离，来回反复游，保持一定的速度。但游泳的次数应保持至少每周 1 次，才能真正起到健身效果。

如何养肺

食疗方：宜吃白色、辛味食物

白色入肺，白色食物大都可以调理肺脏功能，提升肺脏免疫力。但并非所有白色食物都能够利肺，而是补肺的食物、药物多为白色。辛味入肺，辛味有发散风寒、行气止痛与促进消化的作用，能提高免疫力，预防感冒等症。

养肺应该吃哪些食物

养肺宜多吃些白色、辛味的食物。白色食物不仅能补肺气，还有清肺润燥、止咳的作用。

★ 润肺的白色食物：雪梨、莲藕、百合、白菜、银耳、白萝卜等。

★ 温补肺气的食物：燕窝、山药、西米等。

中药调理滋阴润肺

肺脏调理可选择滋阴润肺、止咳的中药，如百合、沙参、麦冬、玉竹、枇杷等。

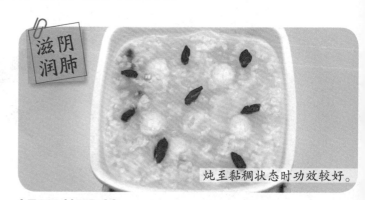

滋阴润肺

炖至黏稠状态时功效较好。

银耳莲子羹 银耳 10 克，莲子 5 颗，枸杞子、冰糖各适量。银耳泡发，洗净、去蒂、撕小块；莲子、枸杞子分别洗净。银耳、莲子放入锅中，加水小火炖 40 分钟，再放入枸杞子稍煮片刻，最后加冰糖拌匀即可。此羹滋阴润肺、养心安神的功效较好。

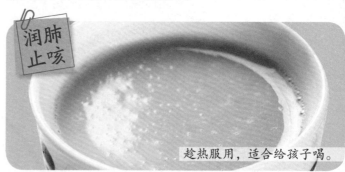

润肺止咳

趁热服用，适合给孩子喝。

银耳百合豆浆 黄豆 60 克，银耳、鲜百合各 10 克，香蕉 1 根，冰糖适量。银耳泡发，撕成小朵；鲜百合剥开，洗净；香蕉去皮，切成小块。将黄豆、银耳、鲜百合、香蕉块放入豆浆机中，加适量水打成豆浆，过滤后加冰糖搅拌均匀即可。此饮具有益气养阴、润肺止咳、清心安神的功效。

穴位方：疏通经络，清肺热、补肺气

中医穴位疗法保养肺部主要以清肺热、补肺气为主，以增强肺功能，预防感冒，缓解咳嗽。刮痧疗法可宣肺排毒，按摩可增强肺功能，艾灸可温补肺气。

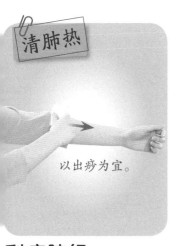

清肺热

以出痧为宜。

刮痧肺经 用面刮法刮拭肺经，每次刮拭 5 分钟左右，至痧退后再刮第 2 次。

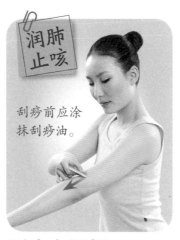

润肺止咳

刮痧前应涂抹刮痧油。

刮痧大肠经 用面刮法刮拭大肠经，每次刮拭 5 分钟左右，至痧退后再刮第 2 次。

养肺的穴位有哪些

手太阴肺经是十二经脉循行的起始经脉，刮痧肺经可清肺热。

手阳明大肠经有养肺排毒、增强人体免疫力的作用。

★ 按摩中府穴有增强肺气、止咳平喘的作用，可缓解肺炎、哮喘、气喘等。

★ 艾灸肺俞穴有解表宣肺、清热理气的作用，可缓解咳嗽上气、胸满喘逆等。

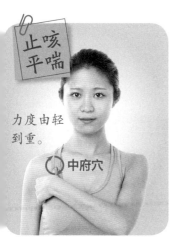

止咳平喘

力度由轻到重。

中府穴

按摩中府穴 用拇指指腹对中府穴进行按揉，每次 3~5 分钟，以感到酸胀为宜。

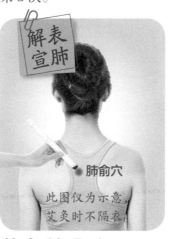

解表宣肺

肺俞穴

此图仅为示意，艾灸时不隔衣。

艾灸肺俞穴 点燃艾条，距离肺俞穴 3~5 厘米施以温和灸，以皮肤出现红晕为宜。

保养建议

起床后喝杯温开水，先按摩肺经，再按摩大肠经，既能养肺，又能清肠排毒。

测一测自己的肾

　　肾是一个人的本。《黄帝内经》中有这样的论述："夫精者，生之本也。"肾精不仅能决定先天身体状况，也能决定后天身体强弱、寿命长短。所以肾精、肾气、肾中阴阳都是维持生命的根本所在。

肾功能异常的症状表现

　　肾藏精，主生殖。如果肾不好，容易导致精气流失，男性会出现遗精、阳痿、早泄等生殖系统疾病；女性会出现月经不调、白带异常、闭经等。当肾精不足时，骨髓空虚，骨骼失养，孩子长牙比较迟，经常牙痛；而成人则牙齿不坚固，易松动，同时还易患骨质疏松症。

刺激耳朵肾气充盈

　　中医认为，耳是肾的外部表现。可以通过拉耳郭、揉搓耳朵、摩耳朵等方式来刺激耳朵，从而达到养肾的目的。

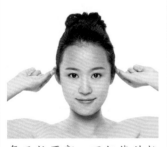

每天拉耳郭，不仅能放松耳朵，还能养肾。

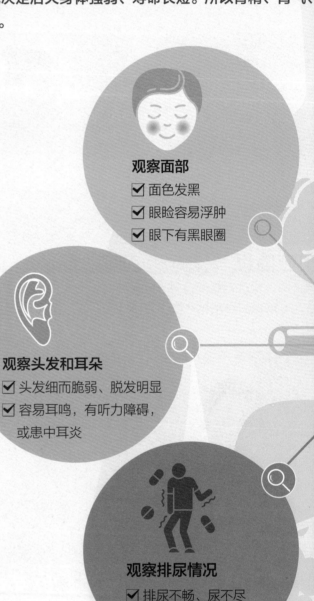

观察面部
- ☑ 面色发黑
- ☑ 眼睑容易浮肿
- ☑ 眼下有黑眼圈

观察头发和耳朵
- ☑ 头发细而脆弱、脱发明显
- ☑ 容易耳鸣，有听力障碍，或患中耳炎

观察排尿情况
- ☑ 排尿不畅、尿不尽
- ☑ 尿频、尿失禁

肾的功能

肾的主要功能是藏精：一是指禀于父母之精，称为"先天之精"，是人体生殖发育的根本；二是指来源于脾胃的水谷之精，称为"后天之精"，是维持人体生命活动的物质基础。

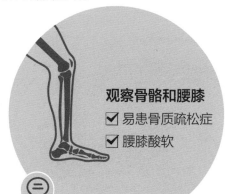

观察骨骼和腰膝

☑ 易患骨质疏松症

☑ 腰膝酸软

观察牙齿情况

☑ 孩子长牙迟、常牙痛

☑ 成人牙齿易松动

☑ 牙齿脆弱，蛀牙多

觉察生殖系统疾病

☑ 遗精、阳痿、早泄

☑ 月经不调、白带多、闭经

冬季养肾，保护肾阳

冬天，寒气直逼体内，寒气与肾脏相通，这个季节较易损伤肾阳。肾阳一虚，就容易出现手脚冰凉、感冒、腰膝冷痛、夜尿频多等问题。所以冬天要以养肾阳为主，可以早睡晚起，等到自然界阳气上升之后起床，以养人体阳气。

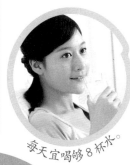

每天宜喝够8杯水。

多饮水可排出废物

酉时应该多饮水，帮助肾脏排出体内多余的废物，使尿液中毒素的浓度降低，肾脏才能健康。

17:00~19:00

为酉时，肾经当令，可按摩或艾灸肾经上的穴位。

常锻炼腰腿

肾变得衰弱，腰腿也会随之衰弱无力，进而出现腰疼、膝盖疼等症状。经常活动腰腿，既可以放松身体，也能增强肾功能。出汗能起到和排尿一样的作用，可以将代谢物从体内排出，所以每天出一次汗也有助于改善肾功能。

如何养肾

食疗方：宜吃黑色的食物

中医认为，黑色入肾，一些黑色食物可以起到补肾养肾的作用。这是因为黑色食物中含有丰富的花青素，花青素具有很强的抗氧化能力，可清除人体内的自由基，改善肾功能。

养肾应该吃哪些食物

养肾宜多吃黑色的食物。黑色食物中富含膳食纤维，可促进胃肠蠕动，将有害物质排出体外，从而减少肾脏负担。

★ 补肾阳的食物：牛肉、羊肉、黑豆、板栗、韭菜、山药等。

★ 补肾阴的食物：核桃、黑芝麻、黑米、桑葚、枸杞子、阿胶等。

中药调理肾脏不虚

六味地黄丸为补肾阴的常用药，金匮肾气丸为补肾阳的常用药。

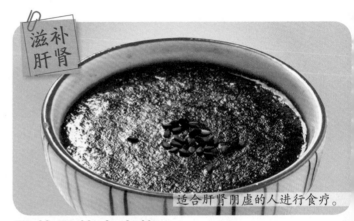

滋补肝肾

适合肝肾阴虚的人进行食疗。

桑葚黑芝麻米糊 桑葚 200 克，黑芝麻 50 克，大米 100 克。将桑葚、黑芝麻、大米分别洗净，放入搅拌机中打成米糊，再将米糊放入锅中，加适量水，开火煮至米糊熟，再撒入适量黑芝麻即可。

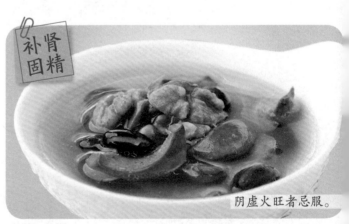

补肾固精

阴虚火旺者忌服。

核桃黑豆汤 核桃仁 30 克，黑豆 15 克，巴戟天 10 克，锁阳 6 克，盐适量。黑豆洗净泡软，其他材料洗净，一同放入砂锅中，加适量水炖熟，再加适量盐调味即可。此汤可补肾阳、益精血，适合肾精亏虚者服用。

穴位方：疏通经络，肾气足、精力旺

经络穴位疗法保养肾应以疏通肾经、活血化瘀和补肾益阳为原则。可采用按摩来疏通经络、散瘀止痛，再采用艾灸来补肾温阳。

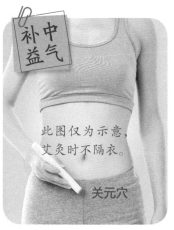

补中益气

此图仅为示意，艾灸时不隔衣。

关元穴

艾灸关元穴 点燃艾条，距离关元穴 3~5 厘米施以温和灸，以皮肤出现红晕为宜。

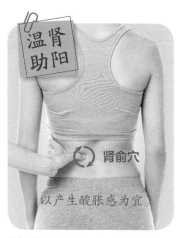

温肾助阳

肾俞穴

以产生酸胀感为宜。

按摩肾俞穴 用拇指指腹对肾俞穴进行按揉，每次 3~5 分钟，每天按摩 1~2 次。

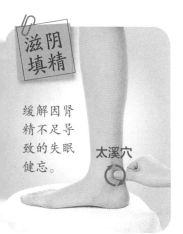

滋阴填精

缓解因肾精不足导致的失眠健忘。

太溪穴

按摩太溪穴 把拇指指腹放在太溪穴上，适当用力按揉 3~5 分钟，以有酸痛感为宜。

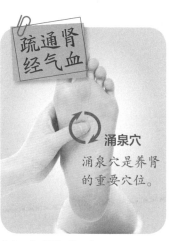

疏通肾经气血

涌泉穴

涌泉穴是养肾的重要穴位。

按摩涌泉穴 用拇指指腹按揉涌泉穴 3~5 分钟，以感到酸胀为宜。

养肾的穴位有哪些

肾经是人体协调阴阳能量的经脉，也是维持体内水液平衡的主要经络。可拍打或刮痧肾经补肾气。

★ **艾灸关元穴**有补中益气、温肾益阳的作用，可缓解疝气、阳痿、遗精等。

★ **按摩肾俞穴**有温肾助阳的作用，可缓解男子阳痿、女性月经不调等。

★ **按摩太溪穴**有滋阴填精、疏散瘀血的作用，可缓解失眠、慢性咽炎等。

★ **按摩涌泉穴**有疏通肾经气血的作用，可缓解腰膝酸软、足心热等。

保养建议

17：00~19：00，肾经当令，宜在此时间段刺激肾经，可重点刺激涌泉穴，以穴位处有酸胀感为宜。

五脏异常的面部表现

五脏和五官关系密切，从中医五行学说的理论来讲，五脏对应五色，即肝对应青色，心对应赤色，脾对应黄色，肺对应白色，肾对应黑色。五脏功能一旦出现问题，会在面部五官上有异常表现。

脾

- **面色发黄且颜色虚浮**，精神倦怠，食少腹胀，为脾气虚。
- **面色枯槁淡黄**，毫无光泽，为脾胃虚弱。
- **面色黄而兼白**，腹痛呆纳，为脾胃虚寒。
- **面色黄而兼青**，腹痛欲泻，为脾虚肝旺。

心

- **面红**，嗓子干，喜欢喝凉水，口舌生疮或糜烂，肿痛，心中烦热，为心火旺。
- **舌尖红**，失眠，多梦，心悸，虚烦，盗汗，手足心热，或两颊发红，为心阴虚。

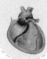

肺

- **面色淡白**，咳嗽痰白，鼻塞流涕，恶寒发热，为风寒咳嗽。
- **面色甚白**，咳嗽短气，多汗恶风，为肺气不足。
- **面白少泽，淡白或苍白**，伴随食欲不振，四肢无力，咳嗽有痰，胸闷纳呆，为肺脾气虚。

肝

- **双眉之间、鼻梁及嘴唇四周发青**，浑身发热，出汗，为肝脏功能失调。
- **女性面青**，少食多怒，月经不调，经行腹痛，为情志不畅，心情抑郁，肝气郁结，肝强脾弱。
- **面色发青**，双耳红赤，为肝火上攻。

肾

- **面色黑而暗淡**，畏寒怕冷，为肾阳虚。
- **面色黑而干焦**，齿槁，为肾阴虚。
- **颧与额发黑**，为肾病的征兆。
- **眼睛四周的皮肤发黑**，为肾虚水泛，气血运行受阻。

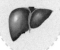

第三章

面色

面色发白

面色发黄

面诊：察"颜"观色知健康

人体面部的变化与内脏的疾病息息相关，当脏腑出现问题时，在面部也会有所反映。从面部进行望诊，不仅能诊察出面部本身病变，而且可以了解全身正气的盛衰及邪气的深浅。面色发白、发红或发青，肌肤油腻、干燥或暗沉，往往都源于五脏功能的失调。

面形

面肿

少神

神态

有神

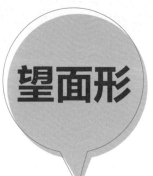

望面形

形是一个人精气盛衰的外在表现。望面形，就是通过观察面部表情、脸型等方面来收集所需要的诊断信息。面肿、腮肿、面削颧耸、口眼歪斜等都是面部异常的表现。

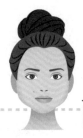

面肿

面部浮肿、皮色不变者，多见于水肿病；颜面红肿，色如涂丹，焮热疼痛，为抱头火丹，多由风热火毒上攻所致；头肿大如斗，面目肿甚，目不能开，伴发热、口渴、苔黄者，为大头瘟，因天行时疫毒火上攻所致。

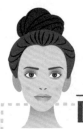

面削颧耸

面削颧耸又称"面脱"，表现为面部肌肉消瘦，两颧高耸，眼窝、颊部凹陷，多因气血虚衰，脏腑精气耗竭所致，为失神的表现。

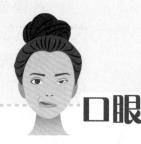

口眼歪斜

口眼歪斜而不能闭合，又称为"面瘫"。若单见口眼歪斜，患侧面肌弛缓，肌肤不仁，额纹消失，鼻唇沟变浅，目不能合，口不能闭，不能皱眉鼓腮，口角下垂，偏向健侧，称为"口僻"，为风邪中络所致；若口眼歪斜兼半身不遂者，多为肝阳化风，风痰阻闭经络所致。

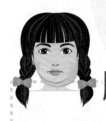

腮肿

一侧或两侧腮部以耳垂为中心肿起，边缘不清，按之有柔韧感及压痛者为流行性腮腺炎，俗称"痄腮"，因外感温毒之邪所致，多见于儿童。若颐颌部肿胀疼痛，张口受限，伴有寒热者，为发颐（中医病名，相当于现代医学的化脓性腮腺炎），多因阳明热毒上攻所致。

神，是生命活动的总称，而面部的神与神态，是观察人体生命活动的外在表现，即可以观察人的精神状态和机能状态。有神，是生命存在的证明；神去，则是生命结束的标志。

神既然是一身之主宰，那么，必然于全身皆有表现。人们往往通过目光、面色、表情、言谈举止、感觉反应、声息体态、舌象、脉象等将神呈现于外。通过观神，可以了解一个人脏腑精气的盛衰，可以了解病情的轻重与预后。

有神：表示精气神足或预后良好

有神，是精气充足神旺的表现。如果是病中，虽病而正气未伤，是病轻的表现，预后良好。

☑ 有神的表现

有神的人神志清楚、语言清晰、面色荣润含蓄、表情丰富自然、目光明亮、反应灵敏、动作灵活、体态自如、呼吸平稳、肌肉不削。

心主神志，其华在面，神清语明、面色荣润是心之精气充足的表现；肝开窍于目而主筋，肾藏精而主骨，目光明亮、反应灵活、体态自如，是肝肾精气充足的表现；肺主气而司呼吸，脾主肌而司运化，呼吸平稳、肌肉不削是肺脾精气充足的表现。五脏精气充足，故体健神明，即所谓的"精全则神旺，血盛则形强"。

☑ 有神是健康的标志

从医学角度，尤其是中医学角度来讲，神在人的生命活动中起着非常重要的作用，即所谓的"得神者昌，失神者亡"。作为与人生命活动现象密切相关的神，其内涵有广义与狭义之分：从广义上讲，神是人生命现象的总结，是人体生命活动的主宰及生命力的外在表现；从狭义上讲，神是指人的精神、意识、思维及情感活动等。可见神是看不见、摸不着，却可以被感知的一种功能或外在表现。

总之，神是以精气为物质基础的一种机能，是五脏所生之外荣。望神可以了解五脏精气的盛衰和病情轻重与预后。望神时应重点观察患者的精神、意识、面目表情、形体动作、反应能力等。

少神：表示体质虚弱

少神即神气不足，是轻度失神的表现，与失神状态相比只是程度上的区别。它介于有神和失神之间，常发生在虚证患者身上，是亚健康状态的一种表现。

☑ 神气不足的表现

神气不足表现为精神不振、健忘困倦、声低懒言、怠惰乏力、动作迟缓等，多属正气不足，精气轻度损伤，脏腑功能减弱。

☑ 神气不足是亚健康的表现

神气不足则形神不合，是不善养生、身体虚弱的表现。它往往是人体处于亚健康状态的表现，患者表现为精神萎靡不振，缺乏生活和工作乐趣，伴有目光无神、健忘、疲乏、声低懒言、动作迟缓等症状。这些是因为气血精微化源不足，神气失养而致。

神气不足，要注意调养。一方面要通过合理的饮食来调养，多吃一些补气的食物，如土豆、山药、大枣等；另一方面要保持积极乐观的心态。

☑ 神志异常的表现

神志异常也是轻度失神的一种表现，但与精气衰竭的失神有本质上的不同，所以将其归为少神，一般包括烦躁不安以及癫、狂、痫等。这些都是由特殊的病机和发病规律导致的，其失神表现并不一定意味着病情的严重性。

● **烦躁不安**：心中烦热不安，手足躁扰不宁。烦与躁不同——烦为自觉症状，如烦恼；躁为他觉症状，如躁狂、躁动等，多与心经有火相关，可见于邪热内郁、痰火扰心、阴虚火旺等证。

● **癫病**：表现为淡漠寡言、闷闷不乐、精神痴呆、喃喃自语，或哭笑无常。多由痰气郁结、蔽阻神明所致；亦有神不守舍、心脾两虚者。

● **狂病**：多表现为疯狂怒骂、打人毁物、妄行不休、少卧不饥，甚则登高而歌、弃衣而走，多因肝郁化火、痰火上扰神明所致。

● **痫病**：表现为突然昏倒、口吐涎沫、四肢抽搐、醒后如常，多由肝风挟痰，上窜蒙蔽清窍；或属痰火扰心，引动肝风所致。

失神：表示精气衰微或预后不良

失神是一个人精损、气亏、神衰的表现，是病重的表现，一般预后不良。

☑ 失神的表现

患者精神萎靡、目光无神、神情呆滞、面色晦暗、表情淡漠或呆板、目暗睛迷、反应迟钝、动作失灵、强迫体位、呼吸气微或喘、周身大肉已脱。

失神者另外一种表现是由暴病邪盛，扰乱心神造成的。其临床表现为神昏谵语、循衣摸床、撮空理线（即患者意识不清，两手伸向空间，像拿东西的样子，两手向上，拇指和食指不停地捻动），或猝然扑倒、目闭口开、二便失禁。此为热火太盛，内伤心神，扰乱神明，邪盛正衰之危候。

☑ 失神是精气衰微的表现

两目光彩不足，自觉视物昏蒙，易于疲困，肢软乏力，舌红或舌淡，这是阴血亏虚的表现。多因久病失治，气阴两亏，目失濡养；或是饮食失节，纵酒恣欲，房劳伤肾，肾精虚亏，精血不能上充所致。

脏腑精气衰败，不能上行于目，则两目内陷、暗淡无光。久病穷必归肾，肾精衰败，则瞳仁神光自散，故两目内陷、暗淡无光、瞳仁散大、目不识人为其辨证要点。本失神之症是精气衰败，阴阳竭绝的危重病症。

☑ 几种异常的眼神所提示的信息

● **目光滞涩，凝视一处：** 提示精神、神志异常，或内心有难言痛苦，甚或患有精神病。

● **目睛上视：** 常提示太阳经不足，多见于发热，为痉厥（表现为肢体抽搐、神志不清）的先兆。

● **眼珠转动不停，不断地改变视线：** 提示此人心绪烦乱、精神紧张、心情焦躁。

● **目不转睛，凝视一点，同时面部肌肉僵硬如面具，表情呆滞：** 多患有精神分裂症。

● **目光畏怯，不敢正视对方：** 提示精神紧张、心虚胆怯。

● **怒目圆睁，声高气粗：** 常提示肝胆郁热、肝阳上亢或有甲亢、高血压等。

● **突然目睛微定，然后恢复正常：** 提示痰热内闭，可能患有癫痫病。

望面色，是通过观察人面部皮肤的颜色和光泽的变化，诊察病情的方法。

面色分为常色与病色。常色指人在正常生理状态时面部的色泽，表现为面部皮肤光明润泽，是有神气的表现，显示人体精充神旺、气血津液充足、脏腑功能正常。病色指人患某种疾病时的面部色泽，一切反常的色泽都属病色。病色的出现，不论何色，或晦暗枯槁，或鲜明暴露，或虽明润含蓄但不应时应位，或某色独见，皆为病色。患者面色鲜明荣润，则说明病变较轻较浅，气血未衰，较易治疗，预后良好；如果患者面色枯槁，缺乏光彩，没有润泽之象，则说明病变较重较深，精气已受重创，预后较差。

正常面色有主色、客色之分

正常面色可分为主色和客色。主色是人生来就有的基本面色，属个体素质，一生基本不变。古人根据五行理论把人的体质分为金、木、水、火、土五种类型，并认为，金形人面色稍白，木形人面色稍青，水形人面色稍黑，火形人面色稍红，土形人面色稍黄。

客色是因季节、气候、饮食等不同而发生正常变化的面色。因人与自然相应，随着季节、气候的变化，面色也可发生相应的变化。根据五行理论，春应稍青，夏应稍赤，长夏应黄，秋应稍白，冬应稍黑，四季皆黄。天热则脉络扩张，气血充盈，面色可稍赤；天寒则脉络收缩，血行减少而迟滞，面色可稍白或稍青。人的面色也可因情绪变化、剧烈运动、饮酒、水土影响等而发生变化，但只要明润含蓄，均非病色。

异常面色有哪几种表现

据史书记载，战国时名医扁鹊进见蔡桓公，站在蔡桓公面前看了会儿，说桓公有病，不医治恐怕要加重。桓公说自己没有病。过了十天，扁鹊又进见，他说桓公的病已到了肌肉和肌肤之间，再不医治，会更加严重的。桓公不理睬。又过了十天，扁鹊再次进见，他说桓公的病已到了肠胃，再不医治，会更加严重的。桓公还是不理睬。再过了十天，扁鹊远远看了桓公一眼，知道他的病已经无可救药了。果然，不久桓公就死了。

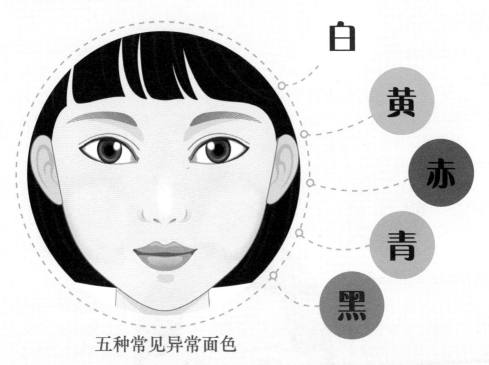

五种常见异常面色

这个故事告诉我们，精通医术的扁鹊，可以通过观察面色来诊断病情。每个人面部皮肤的颜色都不相同，但变化却有一定的规律，中医在经过无数的医学实践探索后，总结出白、黄、赤、青、黑五类病色。我们可以通过观察人的面色，了解到脏腑的虚实、气血的盛衰、病性的寒热、病情的轻重以及预测以后病情的发展。

常见面部病症与调理

面色发白——寒证、虚证

血为气血不荣之候，其主虚证、寒证、脱血等。面色白又有面色淡白、面色无光、面色苍白等色泽上的差别，再结合身体其他症状，可判断哪里出了问题。

病因诊断

由于耗气失血，气血不充，或寒凝血涩，络脉收缩，皆可导致面呈白色。

> **警惕贫血**
>
> 贫血者一般面色都显得苍白，而随着贫血程度的加重，面色还可能变成土色，并且伴有眩晕、心跳、浮肿等症状，可以翻看患者的睑结膜，如果也是苍白的，则可诊断为贫血。

🔍 面色淡白

面色淡白，形体消瘦，头晕目眩，心悸失眠，手足发麻，妇女月经量少，唇舌颜色比较淡，脉弱。这一类的面色发白大多是脾胃虚弱，生化不足，或失血过多，血虚失荣所导致的。

🔍 面色苍白

面色苍白，恶寒喜暖，腹痛剧烈，尿清便溏，肢冷蜷卧，舌淡苔白而滑润，脉沉迟。这些症状主要是脏腑阴寒偏盛，导致经脉凝滞引起的，属于里寒证。

血虚

阴寒内盛

有肺病

阳虚

🔍 面白虚浮且苍白

面色虚浮且苍白，有时也会出现面色晦暗的症状，可能是阳虚不能鼓动血运所致。如果出现面白水肿，小便不利，小腹胀满的症状，是肾阳虚的表现；如果面色突然变得苍白，并且全身出冷汗，则是阳气暴脱的表现。

🔍 面色偏白

白色是肺与大肠之色，肺或大肠的功能不佳时，就会出现面色苍白的现象。肺部的功能受损，就会导致皮肤变得比较虚弱，从而使得制造黑色素的能力下降，面色看起来就会偏白。不止是肺，其他呼吸器官如鼻子、咽喉、气管、支气管有病变时，也会造成人的面色偏白。

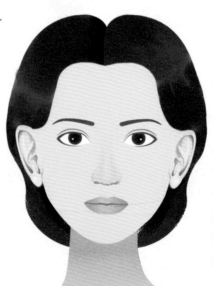

日常调理

白色主虚寒证、血虚证，为气血虚弱不能营养机体的表现，调理应以补气养血、温阳散寒为主要方向。

穴位疗法

小海穴具有润肠补气、活血通络的功效。经常按摩小海穴，可以改善气血不足的症状，让面色变得红润，身体变得有力气。关元穴为关藏人身元气之处，为阴中之阳穴，可补中益气、温肾壮阳。血海穴是脾经所生之血聚集处，有化血为气、运化脾血的功能，可缓解痛经、月经不调、贫血等症状。

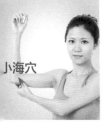

小海穴

1. 用拇指指腹垂直下压小海穴，每次左右各按压1~3分钟。

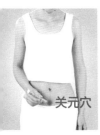

关元穴

2. 点燃艾条，距离皮肤3~5厘米，温和灸关元穴10~15分钟，灸至皮肤产生红晕为宜。

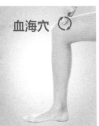

血海穴

3. 用拇指指腹按揉血海穴3~5分钟，以有酸胀感为宜。

中药调理

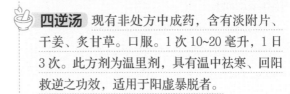

右归丸 现有非处方中成药，含有熟地黄、附子、肉桂等成分。口服，小蜜丸1次9克，大蜜丸1次1丸，每日3次。此方剂具有温补肾阳、填精止遗的功效，适用于阳虚型患者。

四逆汤 现有非处方中成药，含有淡附片、干姜、炙甘草。口服。1次10~20毫升，1日3次。此方剂为温里剂，具有温中祛寒、回阳救逆之功效，适用于阳虚暴脱者。

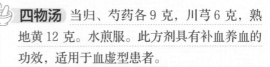

四物汤 当归、芍药各9克，川芎6克，熟地黄12克。水煎服。此方剂具有补血养血的功效，适用于血虚型患者。

附子理中汤 附子、干姜、炙甘草各9克，党参15克，白术12克。水煎温服。此方剂具有补虚回阳、温中散寒的功效，适用于阴寒内盛型患者。

饮食调理

面色发白的饮食调理以补气养血、温阳散寒为主。补气养血的食物有桂圆、山药、胡萝卜、乌鸡等；温阳散寒的食物有南瓜、大枣、羊肉等。这些食物可熬汤或做粥，可补血祛寒，改善面色。

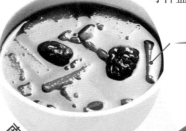

此粥可健脾暖胃、补气养血，比较适合脾胃虚寒的人食用。

南瓜大枣粥

南瓜

面色发红——体内有热

面色发红，指患者面部颜色比正常人红，通常是体内有热的表现。

病因诊断

气血得热则行，热盛而血脉充盈，血色上荣，故面色发红。但面色发红有表、里、虚、实、寒、热之分，诊断时必须紧密结合症状的特点。

其他疾病引起的面色发红

一些疾病，如结核病、煤气中毒、高热性疾病、皮肤疾病都会引起病态的面色发红，要注意区分。

🔍 午后两颧红赤

阴虚内热表现为午后两颧红赤，主要是阴虚不能制阳，虚火上炎导致的，属于虚热证。患者还伴有形体消瘦，眩晕失眠，五心烦热，舌红少苔，脉细但跳动急速等症状。

🔍 面色白而两颧泛红如妆

虚阳浮越者的面色白而两颧泛红如妆，一般都是罹病日久，正气已衰，阳虚而阴盛，阴盛格阳，虚阳上浮导致的。

患者还会伴有呼吸短促，四肢厥冷，唇舌色淡，舌苔白或灰黑而润等症状。

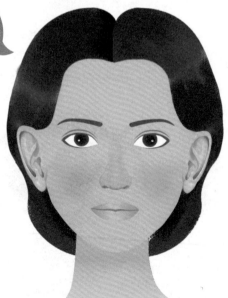

阴虚内热　虚阳浮越　外感风热　阳明经热

🔍 面色发红

外感风热引起的面色发红，主要是风热袭表，肺卫受阻所致，属于表证。患者常伴有口渴，咽喉红肿疼痛，舌边尖红，舌苔薄黄，脉浮且跳动急速等症状。

🔍 面部边缘发红

阳明经热引起的面色红一般表现为面部边缘发红，是由于外邪入里化热，阳明热邪炽盛所致，属于里证。患者还伴有高热汗出，不怕寒，反怕热，口渴引饮，舌苔黄燥，脉洪大等症状。

日常调理

外感风热型调理宜用辛凉解表之法；阴虚内热型调理宜用滋阴敛阳之法；虚阳浮越型调理以抑阴回阳、通达内外为主；阳明经热型调理宜用清热生津之法。

穴位疗法

大杼穴属足太阳膀胱经，按摩大杼穴，具有清热除燥、止咳通络的功效，有助于改善面色发红的状况。按摩太溪穴有滋阴益肾、壮阳强腰的功效，在脏腑中，肾为母，肝为子，按摩太溪穴还能滋肾养肝。三阴交穴的功效非常特别，它可同时调补人体脾、肝、肾三脏，健脾益气、柔肝养血、益肾固本。

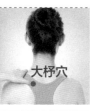

大杼穴

1. 用拇指指腹点按大杼穴，每次点按50~100次。

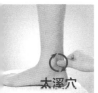

太溪穴

2. 用拇指指腹按揉太溪穴2~3分钟。

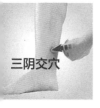

三阴交穴

3. 用拇指指腹推揉三阴交穴2~3分钟。

中药调理

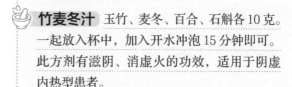

银翘散 现有非处方中成药，温开水吞服或开水泡服，1次1包，每日2~3次。此方剂具有辛凉透表、清热解毒的功效，适用于外感风热型患者。

竹麦冬汁 玉竹、麦冬、百合、石斛各10克。一起放入杯中，加入开水冲泡15分钟即可。此方剂有滋阴、消虚火的功效，适用于阴虚内热型患者。

四逆汤 炙甘草、干姜各6克，附子15克。水煎服。此方剂具有温中散寒、回阳救逆的功效，适用于虚阳浮越型患者。

白虎汤 石膏50克，知母18克，甘草6克，粳米9克。水煎服用。此方为清热剂，具有清气分热、清热生津之功效，适用于阳明经热型患者。

饮食调理

面色发红的饮食调理以滋阴清热为主。滋阴清热的食物有银耳、枸杞子、蜂蜜、苦瓜、鸭肉、绿豆、菊花、冬瓜等。可经常制作银耳猕猴桃羹、银耳莲子羹来食用，银耳富含天然植物性胶质，能够滋阴养颜、清热润燥。

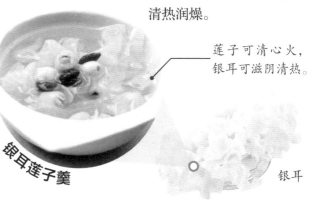

莲子可清心火，银耳可滋阴清热。

银耳莲子羹

银耳

面色发黄——脾胃虚弱

面色较正常人黄而没有光彩者，称为"面色萎黄"。黄色是脾胃之色，一般脾胃不太好的人会出现面色发黄的症状。

病因诊断

脾胃消化吸收不好，会导致身体气血不足，红细胞数量减少，使人的面色偏黄。面色萎黄一般是由于脾胃虚弱、脾虚有水湿或营血不足造成的。

小心黄疸

如果患者除了面部发黄，全身、双眼、手指甲、脚指甲都发黄，就要警惕是否是黄疸病造成的。

🔍 面色萎黄

脾胃气虚造成的面色萎黄，是由于脾胃气虚，运化失司，气血化生不足，肌肤失养导致的。患者还会出现食欲不振，吃过饭后腹胀，倦怠乏力，少气懒言，大便溏薄，舌淡苔白，脉象缓弱等症状。

🔍 面浮肢肿、萎黄

脾虚湿阻也会造成面色萎黄，这是因为脾虚导致水湿停滞，气血不能上荣于肌肤所致。此外，患者还会出现面浮肢肿，四肢困重，食少腹胀，倦怠乏力，尿少便溏，舌头颜色比较淡，舌体胖大或有齿痕，舌苔滑腻，脉缓无力等症状。

🔍 面色萎黄

当身体营血不足时，也会出现面色萎黄的症状，同时伴有唇舌色淡，头晕目眩，心悸失眠，肢体麻木，女月经量少、推迟或闭经，气短，声音低微，脉细无力。这种通常是由于失血过多，或脾胃虚弱、生化不足，或七情过伤，营血暗耗造成的。

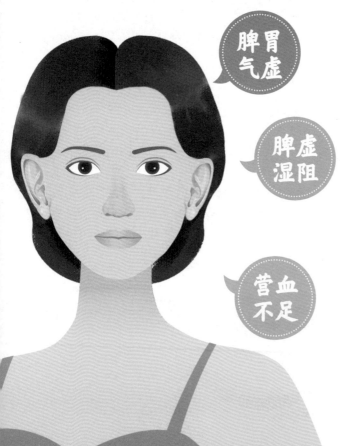

脾胃气虚

脾虚湿阻

营血不足

日常调理

虽然不同证型引起面部发黄的具体症状有所不同，但归根到底都与脾胃虚弱有关，因此调理应以健脾、生血、促进血液循环为主要原则。

穴位疗法

血海穴是人体脾血的归聚之所，此穴有祛瘀血和产生新血的功能。按摩血海穴可改善因脾血不足所致的面色发黄。行间穴是肝经上的一个穴位，可疏通肝经、调畅气血，按摩此穴位可改善皮肤发黄的状况。按摩迎香穴可改善面部的血液循环，既可消除面部浮肿，又可润泽肌肤。

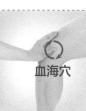

血海穴

1. 用拇指指腹按揉血海穴3~5分钟，早晚各1次。

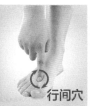

行间穴

2. 用食指指腹稍用力按揉行间穴3分钟左右，以感觉压痛为度。

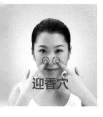

迎香穴

3. 用双手食指指腹同时按揉两侧迎香穴1~3分钟。

中药调理

 四君子汤 麻人参、白术、茯苓各9克，炙甘草6克。水煎服。此方剂为补益剂，具有益气健脾的功效，适用于脾胃气虚型患者。

 参苓白术散 人参、茯苓、白术（炒）、山药、甘草各100克，白扁豆（炒）75克，莲子、薏苡仁（炒）、砂仁、桔梗各50克。以上十味，粉碎成细粉，过筛，混匀，即得。此方剂具有补脾胃、益肺气的功效，适用于脾虚湿阻型患者。

 四物汤 当归、芍药各9克，川芎6克，熟地黄12克。水煎服。此方剂具有补血益气的功效，适用于营血不足型患者。

饮食调理

面色发黄的饮食调理以健脾胃、养血为主。健脾养胃、补气血的食物主要有大枣、糯米、白扁豆、枸杞子、桂圆等。平时可做大枣糯米粥、大枣桂圆莲子粥等食用，可改善面部发黄状况。

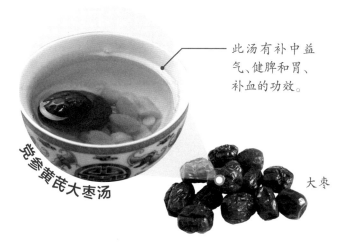

此汤有补中益气、健脾和胃、补血的功效。

党参黄芪大枣汤

大枣

面色发青——寒证、阳虚

面部显露青色者为面色发青，根据病因的不同又有青白、青灰、青紫等区别。面诊时，必须注意光泽，青而明润含蓄者为佳，青而枯槁显露者为胃气败伤。

病因诊断

青色为肝胆之色，当人的肝胆发生病变时，面部颜色一般表现为青色。另外寒邪凝滞、阳气虚衰等也会导致气血循环不畅，致使面色发青。

小心肝病

面部的双眉之间、鼻梁以及嘴唇四周发青，同时伴有发热、出汗的症状，可能是肝功能失调引起的肝风内动，容易出现抽搐惊风，此症多见于儿童。

面色青灰

心肾阳衰会使面色青灰，口唇青紫，心悸气短，胸部憋闷，形寒肢冷，尿少身肿，舌质暗紫，舌苔白滑，脉象微弱或结代。这主要是心肾阳衰，运血无力，气虚血瘀，温煦失职，水湿不化所致。

面色青紫

肺肾阳虚会使面色青紫，喘粗短气，肢冷自汗，尿少便溏，舌淡紫，苔白滑，脉象虚浮无根。这是肺肾阳虚，温煦失职，气血不运，肾失摄纳，气不归元导致的。

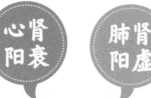

心肾阳衰

肺肾阳虚

阴寒内结

寒邪外束

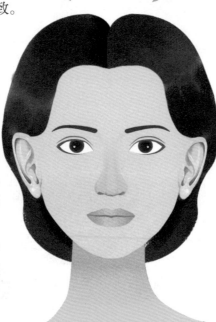

面色青白

寒邪外束会使面色青白，恶寒发热，头痛身痛，无汗，舌苔薄白而润脉浮紧。这是因为身体外感风寒，卫阳被遏阻导致的。

面色青白

阴寒内结会使面色青白，腹痛，得暖痛减，遇冷加重，手足逆冷，口淡不渴，小便清长，大便溏薄，舌苔白，脉沉紧。这是由于外寒侵袭，或过食生冷，阳气耗伤，阴寒内盛，气血被阻导致的。

日常调理

面色青主寒、主痛、主瘀血、主惊风。寒主收引、主凝滞，寒盛而留于血脉，则气滞血瘀，故面色发青。经脉气血不通，不通则痛，所以痛也可见青色。其调理原则应以活血化瘀为主。

穴位疗法

按摩风门穴具有宣通肺气、调理气机的功效，可以祛除体内寒气，改善面色发青的症状。按摩三阴交穴，能疏通脾、肝、肾三经，从而达到促进气血运行，通益冲脉和任脉，健脾、养肝、补肾的作用。合谷穴即虎口，是人体的养生要穴，按摩合谷穴，可通经活络、镇静止痛。

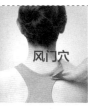

风门穴

1. 用拇指指腹按压风门穴1~3分钟。

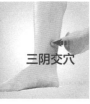

三阴交穴

2. 用拇指指腹推揉三阴交穴2~3分钟。

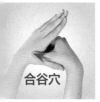

合谷穴

3. 用拇指指腹按压合谷穴3~5分钟，以感到酸、麻、胀为佳。

中药调理

麻黄汤 麻黄9克，桂枝、杏仁各6克，炙甘草3克。水煎服，服用后覆取微汗，见效后酌减。此方剂具有发汗解表、宣肺平喘的功效，适用于寒邪外束型患者。

真武汤 茯苓、芍药、附子、生姜各9克，白术6克。水煎服。此方剂具有温阳利水的功效，适用于心肾阳衰型患者。

人参胡桃汤 人参6克，胡桃30克，加生姜、大枣，水煎服。此方剂具有补虚定喘的功效，适用于肺肾阳虚型患者。

良附丸 现有非处方中成药，含有高良姜、香附。口服。1次3~6克，1日2次。此方剂具有温胃理气的作用，用于寒凝气滞或暴饮生冷寒凉损伤阳气者。

饮食调理

面色发青的饮食调理以活血化瘀为主。适宜面色发青者食用的食物有洋葱、桃仁、蘑菇、木耳、海带、金针菇、油菜等。洋葱具有温中通阳、理气和中、健脾的功效，可与羊肉一起食用。

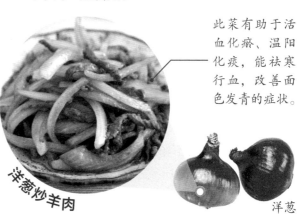

洋葱炒羊肉

此菜有助于活血化瘀、温阳化痰，能祛寒行血，改善面色发青的症状。

洋葱

面色发黑——肾虚、瘀血证

患者面部均匀地显露晦黑的症状，称为"面色发黑"。如果是生理性面色发黑，则属于正常范围。

病因诊断

面色发黑多为阳气不足、寒湿太盛，或血运不畅、瘀血阻滞所致。中医认为，黑色属水，主寒，主痛，乃足少阴肾经之色也。

小心疾病的征兆

平常人眼下青黑，面色如蒙尘，是即将生病的征兆；眼角或青或黑，大病将发；颧骨和额头黑，为肾病的征兆；眼眶灰黑，为肾虚的征兆；鼻头微黑，说明内有水汽。

🔍 面色黧黑晦暗

体内肾阳不足会导致面色黧黑（黑里带黄）晦暗，还会伴有腰膝酸软，耳鸣耳聋，男子阳痿，妇女宫寒不孕，舌淡胖嫩，苔白，脉沉细无力等。这是由于久病劳损，或房事不节，肾气虚弱，渐至肾阳不足，不能温养血脉，气血凝滞所致。

🔍 面色黧黑，耳轮焦干

体内肾精亏耗会导致面色黧黑，耳轮焦干，腰膝酸软，头晕耳鸣，发脱齿摇，遗精早泄，舌质红，脉细弱。这是由于房事过度，或热病伤及肝肾之阴，导致肾精亏损，精气不能上荣于面造成的。

🔍 面色黧黑，肌肤甲错

瘀血在体内受阻会导致面部黧黑，肌肤甲错（皮肤干燥、粗糙、脱屑，摸之棘手，形似鱼鳞），口干不欲饮，毛发不好，唇青舌暗或有瘀斑，女性有月经不调，小腹刺痛，脉沉涩或细迟。这是久病、外伤等原因使气滞血结，或因寒凝血滞，使血行不畅，或因内出血，血不归经，瘀于脉外所致。

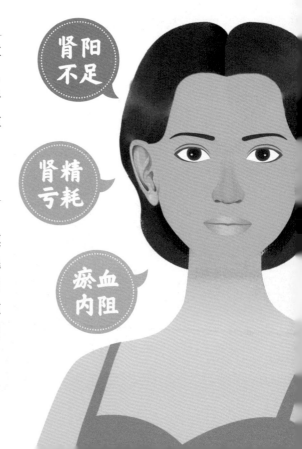

肾阳不足

肾精亏耗

瘀血内阻

日常调理

肾阳不足型调理以温补肾阳为主要原则；肾精亏耗型调理以补肾益精为主要原则；瘀血内阻型调理以活血化瘀为主要原则。

穴位疗法

涌泉穴具有清热益肾的功效，经常按摩涌泉穴，可以改善肾气不足导致的面色发黑。肾经发源于涌泉穴，通过太溪穴向外传输，太溪穴为肾之元气停留和经过的地方，按摩太溪穴，可固肾强腰、疏散瘀血。中医一直都比较重视肾气的保养，作为肾的保健要穴，刺激肾俞穴可益肾固精、利腰髓。

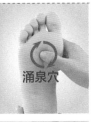
涌泉穴

1. 用拇指指腹按揉涌泉穴 3~5 分钟，以感到酸胀为宜。

太溪穴

2. 按摩时把拇指放在太溪穴上，适当用力按揉 3~5 分钟，以有酸痛感为宜。

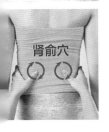
肾俞穴

3. 用拇指指腹对肾俞穴进行按揉，每次 3~5 分钟，每天按摩 1~2 次。

中药调理

右归丸 现有非处方中成药，含有熟地黄、附子、肉桂等成分。此方剂具有温补肾阳的功效，适用于肾阳不足型患者。

左归丸 现有非处方中成药，含有熟地黄、山药、枸杞子等成分。此方剂具有滋阴补肾、填精益髓的功效，适用于肾精亏耗型患者。

血府逐瘀汤 桃仁 12 克，红花、当归、生地黄、牛膝各 9 克，川芎、桔梗各 4.5 克，赤芍药、枳壳、甘草各 6 克，柴胡 3 克。水煎服。此方剂具有活血化瘀、行气止痛的功效，适用于瘀血内阻型患者。

饮食调理

面色发黑的饮食调理以补肾活血为主。补肾活血的食物有枸杞子、黑芝麻、黑豆、虾、韭菜、桑葚等。其中枸杞子的功效非常多，可滋补肝肾、益精养血、明目消翳、润肺止咳。

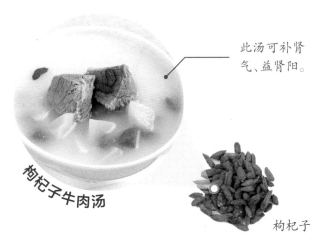
此汤可补肾气、益肾阳。

枸杞子牛肉汤

枸杞子

面部浮肿——内脏失调

早晨起床的时候忽然发现眼睑出现了水肿，或者整个脸部都是肿的，到了晚上可能会转移到腿部或手指。这是什么原因导致的呢？

病因诊断

面部浮肿通常为慢性病的症状之一，分为气肿和水肿两种情况。肿形不严重，按之应手，大多由于肺脾阳气虚弱导致，属于气肿。若头面部浮肿，目下如卧蚕状，按之凹陷，为浮肿症状之一。现代医学认为，面部浮肿与内脏的健康关系密切，可能与心、肾或肝脏、肠胃的疾病有关。

小心急性肾炎

如果忽然出现眼睑水肿，并伴有咽喉肿痛等类似感冒的症状，有可能是急性肾炎的征兆。是因为肾脏功能不佳出现排尿障碍，就会出现体内水分停滞，由此出现眼睑水肿的现象。

脾肾阳虚

🔍 **面部浮肿，发白**

脾肾阳虚会导致面部浮肿，面色发白，全身发冷，舌质淡嫩有齿痕，舌苔薄白。这是由于脾、肾内阳气发生亏虚所致。

心肾阳虚

🔍 **面部浮肿**

心肾阳虚会导致面部浮肿，唇色青紫，心慌不宁，呼吸急促，不能平躺，这主要是心、肾内阳气发生亏虚，使血液运行受阻，水湿停滞在心肾之内所致。

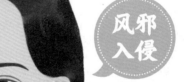

风邪入侵

🔍 **全身发肿**

风邪入侵发病迅速，面部和眼皮先发肿，后蔓延全身。这主要是外界风邪入侵人体，并使肺的正常功能失调所致。

日常调理

面部浮肿是面部水分淤积导致的状态，所以要多注意体内水分的排出，调理应以促进水分代谢为原则，再辅以具有补肾、健脾、养心作用的调理方法。

穴位疗法

按摩漏谷穴有健脾和胃、利尿除湿、通经活络的功效，能够帮助水分排出。脾俞穴能促进脾的运化功能，有促进消化吸收的作用，主治脾的病症，尤其是因消化功能减弱而致的身体衰弱。命门穴属于督脉，按摩此穴具有壮腰益肾、利水消肿的作用，既可改善浮肿症状，又能强肾固本。

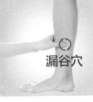

1. 用拇指指腹或指节向下按揉漏谷穴 2~3 分钟。

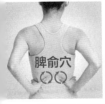

2. 用拇指指腹按揉脾俞穴 2~3 分钟。

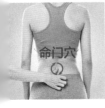

3. 用手掌或拇指指腹按揉命门穴 1 分钟。

中药调理

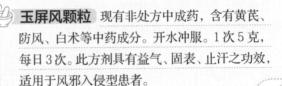

麻黄细辛附子汤 麻黄（去节）6克，附子（炮，去皮）9克，细辛3克。水煎温服。此方剂具有扶正解表的功效，适用于心肾阳虚型患者。

二神丸 补骨脂、生姜各120克，肉豆蔻60克，大枣49枚。将补骨脂和肉豆蔻研成细末；大枣和生姜一同煮熟，取枣肉；枣肉与药末和为丸子，如梧桐子大小。每次服30丸，盐汤送服。此方可治脾肾虚弱，适用于脾肾阳虚型患者。

玉屏风颗粒 现有非处方中成药，含有黄芪、防风、白术等中药成分。开水冲服。1次5克，每日3次。此方剂具有益气、固表、止汗之功效，适用于风邪入侵型患者。

饮食调理

面部浮肿的饮食调理以利尿消肿为主。利尿消肿的食物主要有赤小豆、冬瓜、玉米须、芹菜等。赤小豆具有生津液、利尿消肿的功效。另外，赤小豆还能补心。

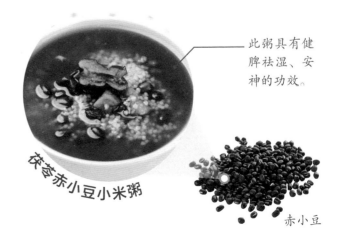

此粥具有健脾祛湿、安神的功效。

茯苓赤小豆小米粥

赤小豆

面部痤疮——脾胃湿热

痤疮是一种毛囊皮脂腺的慢性炎症疾病。主要以粉刺、丘疹、脓疱等为主要症状，常伴有皮脂溢出，好发于 15~25 岁的青年男女。如果成年人出现痤疮，要注意自己的生活习惯。

注意痤疮的位置

痤疮在额头或嘴角周围，是肠胃失调的征兆；如果在眼睛四周，则是肝肾失调的征兆；如果出现在鼻子和两颊，则是肺和大肠失调的征兆。

病因诊断

痤疮的病因主要有外因和内因，外因可能是一些不良的习惯，如爱吃辛辣食物、脸部清洁不彻底、化妆品使用不当等，这种外在因素不会危及人体健康，通过改变生活习惯就可以改善。但是内在因素则与内脏的健康状况有关。

脾胃湿热

🔍 皮疹红肿瘙痒

皮疹红肿瘙痒，常伴有大便不畅，消化不良，腹胀，苔黄腻等症状。这多与脾胃湿热有关。

肺经风热

肝气郁结

🔍 面鼻痤疮

面部和鼻部有痤疮，面色潮红，粉刺焮热瘙痒或有脓疱，舌红，苔薄黄。这多是肺经风热导致的。

🔍 皮疹反复发作

皮疹反复发作，多见于女性，与月经周期有明显关联，常伴有月经不调。这可能是肝气郁结导致的。

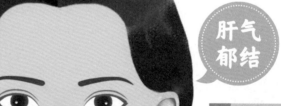

日常调理

压力过大、睡眠不足、饮食不规律也会导致皮脂大量分泌，最终引起痤疮。所以应注意保持良好的生活和饮食习惯，保证充足的睡眠。

穴位疗法

缓解痤疮，可以按摩下关穴、天枢穴、内庭穴 3 个穴位。按摩下关穴，能促进面部皮脂腺新陈代谢，有利于痤疮的消退；按摩天枢穴，有助于祛除肠内毒素，从而使痤疮症状减轻；按摩内庭穴，有助于下火气，改善体质燥热引起的痤疮。

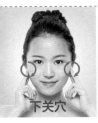
下关穴

1. 双手食指、中指指腹轻轻按揉下关穴 1 分钟。

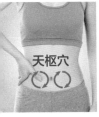
天枢穴

2. 用拇指指腹按揉两侧天枢穴2~3 分钟。

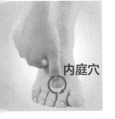
内庭穴

3. 用拇指指腹按揉内庭穴 2~3 分钟。

中药调理

枇杷清肺饮 枇杷叶、桑白皮（鲜者更佳）各 6 克，黄连、黄柏各 3 克，人参、甘草各 0.9 克。水煎服。此方剂具有宣肺、清热、化湿的功效，适用于肺经风热型患者。

茵陈蒿汤 茵陈18克，栀子12克，大黄6克（去皮）。水煎服。此方剂具有清热、利湿、退黄的功效，适用于脾胃湿热型患者。

逍遥散 柴胡、当归、白术、茯苓、白芍各30克，炙甘草15克。共为散，每次服 6~9 克，煨姜、薄荷少许，共煎汤温服，每日 3 次。亦可做成汤剂，水煎服，用量按原方比例酌减。此方剂具有调和肝脾、疏肝解郁的功效，适用于肝气郁结型患者。

饮食调理

面部痤疮的饮食调理以清热解毒为主。清热解毒的食物主要有绿豆、冬瓜、茭白、豆腐、莲藕等。中医认为，绿豆入肝经，其性寒，主要功效为清热解毒。绿豆能除肝经湿热，帮助肝脏排毒。

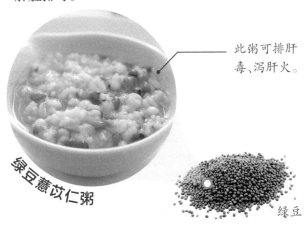

此粥可排肝毒、泻肝火。

绿豆薏苡仁粥

绿豆

面部抽搐——肝气郁结

面部抽搐，是指眼睑、嘴角及面颊肌肉的抽搐，通常仅出现于一侧。

病因诊断

面部抽搐，多与情志因素有关，女性多于男性。风邪阻络、肝气郁结、风痰阻络、肝风内动等原因都会引起面部抽搐。

眼皮跳动
是发病征兆

面部抽搐在发病初期有一些明显的征兆，比如眼角跳动，随着病情进展，会发展为一侧面部阵发性、节律性抽搐，以口角肌肉抽搐较为明显。

🔍 面部抽搐，情绪激动，急躁

肝气郁结日久必耗肝血，会使人面部抽搐，头晕，耳鸣，急躁，或伴有哭闹，舌红，舌苔薄白。这种面部抽搐常随情绪波动而诱发，如与人发生口角时容易发生。

肝气郁结

🔍 面部抽搐，患侧面肌发麻

风痰阻络会使人出现面部抽搐，患侧面肌发麻，伴有面部浮肿，眩晕，咳痰，口干不欲饮，舌体胖大，舌苔薄白而润。这种情况多见于口眼歪斜或风痰眩晕经久不愈的患者。

风痰阻络

风邪阻络

肝风内动

🔍 面部突然抽动

风邪阻络会使人出现面部突然抽搐，并伴有头疼，鼻塞，恶寒，流眼泪，舌淡红，舌苔薄白等。这是由于风寒外袭，阻于阳明络脉所致。

🔍 面部抽搐，时感头痛

肝风内动会使人面部抽搐，时感头痛头晕，每遇令人气愤的事，抽搐加剧，舌暗红，舌苔薄黄偏干。这是由于肝气素旺，上窜化风，扰动面部络脉形成的。

日常调理

　　面部抽搐会使人心烦意乱，妨碍工作或学习，严重影响人的身心健康。生活中应学会控制自己的情绪，调理应以疏肝理气为主要原则。

穴位疗法

　　按摩百会穴具有开窍宁神、平肝息风的功效，经常按摩此穴除了可以缓解面部抽搐外，还能缓解头痛、眩晕等。另外，造成头面部疾病的各种病理因素中，必定有风邪侵袭的影子。按摩风池穴，可平衡阴阳、祛邪外出，诸症得解。按摩肝俞穴，可疏肝理气、养血明目、潜阳息风。

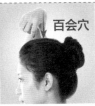

百会穴

1. 用拇指指腹垂直按压百会穴1~2分钟。

风池穴

2. 用拇指、食指指腹相对用力按揉双侧风池穴1分钟。

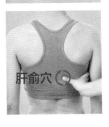

肝俞穴

3. 用拇指指腹按揉肝俞穴2~3分钟。

中药调理

菊花茶 将干菊花放入杯中，用开水冲泡10分钟即可饮用。此方剂具有祛风解痉的功效，适用于风邪阻络型患者。

逍遥散 柴胡、当归、白术、茯苓、白芍各30克，炙甘草15克。共为散，每次服6~9克，煨姜、薄荷少许，共煎汤温服，每日3次。此方剂具有调和肝脾、疏肝解郁的功效，适用于肝气郁结型患者。

千缗汤 制半夏7颗，皂角（去皮尖弦）、甘草（炙）各3厘米，生姜（如指大）1块。用水250毫升，煮至125毫升，1天1次。此方剂有祛痰息风的功效，适用于风痰阻络型患者。

天麻钩藤饮 天麻、栀子、黄芩、杜仲、益母草、桑寄生、夜交藤、朱茯神各9克，钩藤、川牛膝各12克，石决明18克。水煎服。此方剂具有平肝息风、清热活血、补益肝肾的功效，适用于肝风内动型患者。

饮食调理

　　面部抽搐者平时饮食应多吃富含B族维生素和补钙的食物，如苹果、菠萝、葡萄、冬瓜、胡萝卜、深绿色蔬菜、芝麻、海带等，对面神经疾病有改善作用。另外，天麻有抗惊厥的作用，对面部抽搐、癫痫有一定疗效，可做成药膳进行食疗。

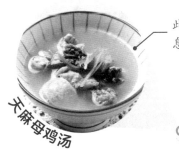

此汤益气补血、息风解痉。

天麻母鸡汤

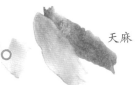

天麻

30 种病态面容

生活中，我们经常可以发现一些人的面容与正常人有着明显的不同，这样的面容被称为病态面容。病态面容是由于疾病而形成的异常面部表现，是疾病的征象。下面将 30 种病态面容及其特征、病症总结如下。

水肿面容 01	**面容特征：** 面部皮肤肿胀或按之凹陷不起。 **对应病症：** 提示水肿病。
满月面容 02	**面容特征：** 面颊胖大，状满如月，皮肤发红并伴有痤疮，儿童或妇女还会长小胡须。 **对应病症：** 提示皮质醇增多症。
痉挛面容 03	**面容特征：** 一侧面部肌肉阵发性不规则抽搐或口角抽搐。 **对应病症：** 提示面神经瘫痪后遗症或三叉神经痛。
麻疹面容 04	**面容特征：** 双眼发红，畏光流泪，分泌物多。 **对应病症：** 提示皮疹。
二尖瓣面容 05	**面容特征：** 面色黄而水肿，面颊暗红，口唇青紫，舌心晦暗，心慌气短。 **对应病症：** 提示风湿性心脏病。
瘫痪面容 06	**面容特征：** 单侧面部肌肉瘫痪，表情动作完全丧失，眼裂扩大，鼻唇沟变浅，口角下坠。 **对应病症：** 提示面部神经炎所致的周围性面瘫。
醉酒面容 07	**面容特征：** 面色潮红，醉眼蒙眬，面容如醉酒时的样子。 **对应病症：** 提示肺源性心脏病、高原病或潜水病。
甲亢面容 08	**面容特征：** 眼球凸出，眼裂开大，面黄肌瘦，兴奋不安，心悸，出汗，烦躁易怒等。 **对应病症：** 提示甲状腺功能亢进症（简称"甲亢"）。

苦笑面容 09	**面容特征：**	面部肌肉痉挛，牙关紧闭，呈苦笑样。
	对应病症：	提示破伤风。
呆小病面容 10	**面容特征：**	面容发育不良，头发干枯，鼻梁扁平而宽，眼睑水肿，鼻头上翻，舌常伸出口外。
	对应病症：	提示呆小症。
猩红热面容 11	**面容特征：**	面部潮红，口鼻周围较苍白，即环口苍白圈。
	对应病症：	提示猩红热。
肢端肥大症面容 12	**面容特征：**	头颅增大，颧骨突起，面部变长，下颌骨增大并向前突出，唇舌变厚，耳鼻增大。
	对应病症：	提示肢端肥大症。
假面具面容 13	**面容特征：**	面部无表情，像戴了面具一样。
	对应病症：	提示帕金森病或脑炎。
黑变病面容 14	**面容特征：**	面部出现淡褐色、深褐色或灰黑色的点状色素沉着，严重者连成一片。
	对应病症：	提示慢性中毒。
白化病面容 15	**面容特征：**	面部呈乳白色或粉红色，头发为白色或淡黄色。
	对应病症：	提示白化病。
伤寒面容 16	**面容特征：**	反应迟钝，表情淡漠，舌红少苔，气短懒言，甚至出现意识不清。
	对应病症：	提示肠伤寒、脑炎、脑脊髓膜炎。
煤气中毒面容 17	**面容特征：**	面部、口唇、眼睑结膜出现樱桃红色。
	对应病症：	提示煤气中毒。
蛔虫病面容 18	**面容特征：**	在前额或两颧出现粟疹，面色萎黄，唇红。
	对应病症：	提示蛔虫病。
阿狄森综合征面容 19	**面容特征：**	面部灰黑，前额明显，口唇发青。
	对应病症：	提示肾上腺皮质功能不全。

恶液质面容 20

面容特征：面部肌肉瘦削，眼窝凹陷，面色晦暗或萎黄，表情痛苦或淡漠。

对应病症：提示重病晚期，如癌症。

糖尿病面容 21

面容特征：面色黄白，有红斑和丘疹。

对应病症：提示糖尿病。

黑色面容 22

面容特征：面色棕黑无光泽，兼有青灰。

对应病症：提示肝病。

急性病面容 23

面容特征：面色苍白或潮红，表情痛苦，鼻翼煽动。

对应病症：提示急性发热疾病，如肺炎、疟疾。

慢性病面容 24

面容特征：面色灰暗、憔悴、萎黄，表情淡漠。

对应病症：提示慢性消耗性疾病，如严重结核病、肝硬化、癌症。

肺结核面容 25

面容特征：面瘦且白，下午两颊出现绯红，眼睛有神。

对应病症：提示肺结核。

甲状腺功能减退症面容 26

面容特征：面白且水肿，眼睑水肿松弛，眼裂变小，表情迟钝。

对应病症：提示甲状腺功能减退症。

软骨发育不良症面容 27

面容特征：头大面小，眉间隆起，鼻呈鞍状。

对应病症：提示软骨发育不良症。

先天愚型面容 28

面容特征：鼻梁扁平，口常呈半张开状，舌尖伸出口外，表情痴呆。

对应病症：提示遗传性染色体病。

重症肌无力面容 29

面容特征：单侧或双侧眼睑下垂，皱纹增多，眼眉抬高，仰头伸脖。

对应病症：提示重症肌无力。

斧头状面容 30

面容特征：头部骨象显露，呈皮包骨样，正面看去如上大下小的斧头状。

对应病症：提示肌萎缩病。

第四章

眼白

眼睑浮肿

眼诊：眼睛是脏腑的外镜

眼之所以能明视万物、辨别颜色，全赖五脏六腑精气的滋养。脏腑、经络的功能失调，常可反映于眼部，甚至引起眼病。反之，眼部的疾病也可通过经络影响相应的脏腑，以致引起全身性反应。因此，望眼诊病具有重要的意义。

本章介绍了观察眼部的方法以及眼部常见的异常症状与调理。

眼睛充血

角膜

虹膜

眼睛流泪

瞳孔

视网膜

干眼症

眼部的主要组织及功能

眼为视觉器官，属五官之一，与脏腑有密切联系，故观察眼的异常变化，可以了解脏腑的病变。先了解一下眼睛的结构和功能。

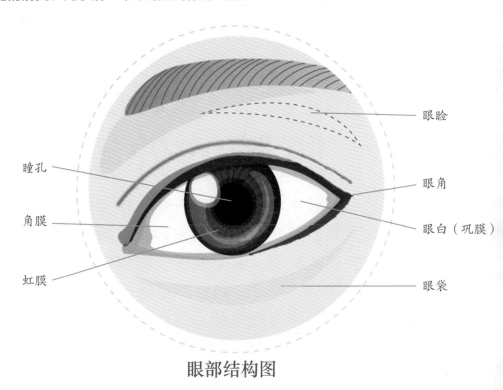

瞳孔

角膜

虹膜

眼睑

眼角

眼白（巩膜）

眼袋

眼部结构图

　　人的眼睛近似球形，位于眼眶内。正常成年人眼睛的前后径平均为24毫米，垂直径平均为23毫米。前端突出于眶外12~14毫米，受眼睑保护。眼球包括眼球壁、眼内腔和内容物、神经、血管等组织。接下来简单介绍一下眼球壁。

　　眼球壁主要分为外、中、内三层。外层由角膜、巩膜组成，前1/6为透明的角膜，其余5/6为白色的巩膜，俗称"眼白"，眼球外层起着维持眼球形状和保护眼内组织的作用。角膜是接收信息的前哨。中层又称"葡萄膜层""色素膜层"，具有丰富的色素和血管，包括虹膜、睫状体和脉络膜三个部分。内层为视网膜，是一层透明的膜，具有很精细的网络结构及丰富的代谢和生理功能，也是视觉形成的神经信息传递的第一站。

眼睛与脏腑关系密切

《灵枢·大惑论》写道："五脏六腑之精气，皆上注于目而为之精。"这说明目与五脏六腑、筋骨经络、精神、气血都有密切关系。

眼睛是人体内脏的外镜

眼之所以能明视万物、辨别颜色，全靠五脏六腑精气的滋养。脏腑、经络功能失调，常可反映于眼部，甚至累及眼部引起眼疾。反之，眼部疾病也可通过经络影响相应的脏腑，以致引起全身性反应。所以，眼睛是人体内脏的外镜，通过观察眼睛可了解脏腑的健康状况。

眼与脏腑的对应关系

眼和五脏有密切的关系，结合眼和经络的关系，可以对眼进行合理的经区划分。

两眼向前平视，经瞳孔中点画一条水平线并延伸过内外眦，再经瞳孔中心画一垂直线，延伸过上、下眼眶。于是就把眼球分为四个象限，再把每个象限划分为两个相等的区，即成四个象限、八个等区。此八个等区就是八个区域，每个区域都有相应的脏腑分布。左眼属阴，八区按顺时针方向排列；右眼属阳，八区按逆时针方向排列。

一区为肺、大肠；二区为肾、膀胱；三区为上焦；四区为肝、胆；五区为中焦；六区为心、小肠；七区为脾、胃；八区为下焦。具体图示如下。

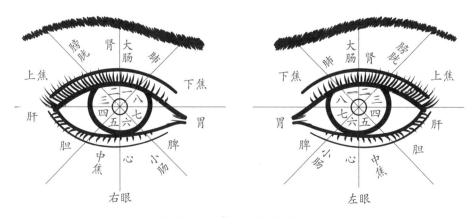

眼与脏腑对应分布图

眼诊的"五轮八廓"学说

"五轮八廓"是中国古代医家阐述眼与脏腑相互关系并指导眼诊的学说。

　　五轮为肉轮、血轮、气轮、风轮、水轮的合称。它将眼由外向内划分为五个部分，分属于不同的脏腑：胞睑（眼睑）为肉轮，属脾与胃；两眦血络为血轮，属心与小肠；白睛为气轮，属肺与大肠；黑睛为风轮，属肝与胆；瞳神（瞳孔）为水轮，属肾与膀胱。五轮学说将眼局部与脏腑统一成为一个整体，借以说明眼的生理、病理现象，指导眼部的辨证论治，如肉轮疾患多与脾、胃病变有关，血轮疾患多与心、小肠病变有关，气轮疾患多与肺、大肠病变有关，风轮疾患多与肝、胆病变有关，水轮疾患多与肾、膀胱病变有关。因此，可通过观察各轮外显症状来推断相应脏腑的内在病变，但不宜生搬硬套。

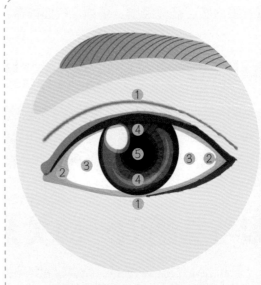

① 肉轮（胞睑）关联脾、胃
② 血轮（两眦）关联心、小肠
③ 气轮（白睛）关联肺、大肠
④ 风轮（黑睛）关联肝、胆
⑤ 水轮（瞳神）关联肾、膀胱

眼部五轮分布图

　　八廓是中医眼科在外眼划分的八个部位，历代命名繁多，一般多用自然界八种物质现象或八卦名称来命名，即天（乾）廓、地（坤）廓、风（巽）廓、雷（震）廓、泽（兑）廓、山（艮）廓、火（离）廓、水（坎）廓。

　　"五轮八廓"的中医眼科理论在古代的眼部治疗中曾起到过积极的作用。随着时间的推移，五轮在临床上尚有某种参考意义，但八廓则因历代医家在部位划分、脏腑分属上极不统一，而且相互矛盾，很难指导临床，故已很少应用。

望眼要看哪些部位

眼睛不但是人的灵魂之窗，也是人的健康之窗，它不但是人体获取外界信息较多的器官，也是透露人体内部信息相对较多的器官。透过眼睛可以了解体内血液的质量和数量，了解肝脏是否正常工作。通过观察眼周围、眼睛本身、眼睛的功能和眼睛分泌物等，可以清楚地了解自己的身体，尤其是血液和肝脏是否出现了问题。

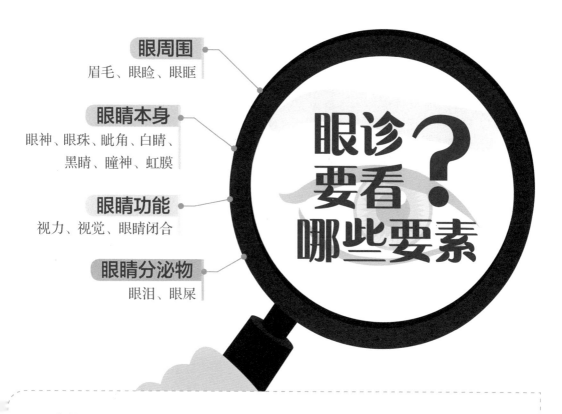

眼周围
眉毛、眼睑、眼眶

眼睛本身
眼神、眼珠、眦角、白睛、
黑睛、瞳神、虹膜

眼睛功能
视力、视觉、眼睛闭合

眼睛分泌物
眼泪、眼屎

眼诊？要看哪些要素

当体内血液的质量或数量降低时，眼睛就无法完全发挥正常的运作机制，并有异样的感觉。而这些肩负重任的血液恰恰来自有"血液储藏室"之称的肝脏。肝脏能够将来自身体各处的带有废物和毒素的血液集中并进行分解净化。当肝脏受损时，上述功能就不能很好地发挥作用，并且会非常明显地通过眼睛体现出来，如出现黑眼圈、皱纹、暗沉无光泽等。因此，当你感觉眼睛不舒服时，就应该注意血液和肝脏的健康问题了。

警惕眼睛发出的异常信号

健康人的眼睛明亮，炯炯有神，白睛润泽，黑睛清亮，瞳孔展缩正常，可随光线的强弱而扩大或缩小，眼睛转动灵活自如。下面总结一些眼睛异常的表现，可能是一些疾病的征兆，大家可以自查，警惕身体发出的信号。

☑ 看胞睑

胞睑，即眼睑，俗称"眼皮"，在脏属脾。正常人的眼睑开合自如，睁眼时，上睑向上提起，下睑稍微下垂。

● **胞睑下垂：**提示重症肌无力、精神抑郁症、某些脑血管疾病、眼周围组织肿瘤压迫及维生素 B_1 缺乏症等。

☑ 看两眦

两眦，即内外两眦角，为五轮中的血轮，中医认为心主血脉，故在脏属心。正常人的内眦角稍大于外眦角，两眦部血脉红活，泪窍通畅，无溢脓及流眼泪等。

● **两眦流泪：**迎风流泪，拭之即有，无热感，为肝肾不足；冷泪长流，常为气血亏虚所致；两眼流热泪，伴有目赤肿痛，为外感风热毒邪或异物进入眼内所致。

● **内眦流脓：**内眦部皮肤红肿焮痛，腐败溃脓，为滑睛疮，急性泪囊炎；若以手指按压内眦部，有脓水自泪小点流出，为漏睛，相当于慢性泪囊炎。

☑ 看白睛

白睛，即白眼球。健康人的白睛洁白而有光彩，没有其他颜色出现。

● **白睛鲜红：**急病和热病的征兆。

● **白睛浑红：**提示症状加重，病情恶化，或是病邪由表入里的表现。

● **白睛出现绿点：**多半是肠梗阻的先兆。

● **白睛血丝浅淡，多而乱：**多属虚证、寒证，提示机体相应的脏腑气血不足，寒凝血滞，血流不畅。

● **白睛时常有小红点出现：**这是毛细血管末端扩张的结果，多见于糖尿病。

● **白睛紫红：**多为邪热入营，灼津为痰，或灼血为痰的征兆。

● **白睛上常出现血片：**这是高血压动脉硬化，特别是脑动脉硬化的信号。

● **白睛变黄：**这是黄疸的表现，黄疸是肝病或胆道疾病、妊娠中毒及一些溶血性疾病引起的。

● **白睛青蓝：**多因肺肝热毒，或湿热蕴蒸困于白睛所致；也可能是梅毒、结核病引起。

☑ 看瞳孔

正常的瞳孔为圆形，两侧等长，直径约为 2.5 毫米，颜色黑而清澈。

● **瞳孔两侧大小不等：** 除了虹膜炎、眼外伤、青光眼外，还常见于脑出血、脑血栓、脑肿瘤等。

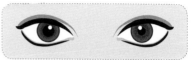

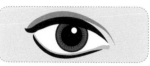

● **瞳孔扩大：** 多见于青光眼、颅脑外伤、眼外伤、脑血管病、重症乙型脑炎、化脓性脑膜炎。

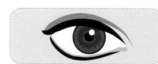

● **瞳孔缩小：** 多见于虹膜炎、酒精中毒、安眠药中毒以及老年性脑桥肿瘤、脑桥出血，也可见于糖尿病。

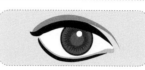

● **瞳孔变黄：** 可能是视网膜母细胞瘤的表现，多见于儿童，有一定的家族遗传性。

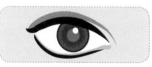

● **瞳孔变红：** 多见于眼外伤或眼内出血患者。

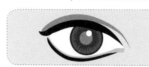

● **瞳孔淡绿：** 眼内压过高发生青光眼。

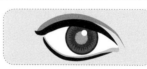

● **瞳孔变白：** 多见于白内障。

☑ 看视觉

正常人的视觉都具有基本的辨色和辨形的功能，但由于某些病变的影响，这些功能可能会有不同程度的减弱或出现错乱。

● **视力减弱：** 有可能是维生素 B_2 缺乏。若是中老年人，同时还有视物模糊的症状，可能是糖尿病的信号；若老年人视力下降，还要警惕是否患有白内障。此外，视力下降也可能是脑肿瘤引起的。

● **眼前发黑：** 这是颅内血流量减少，是脑卒中早期的征兆。

● **视物模糊：** 呈阵发性发作，多为 1 小时内自行恢复，可能是脑卒中早期的信号。

● **复视：** 可能是脑肿瘤的早期信号。另外，神经系统疾病和眼外伤也会引起复视。

● **绿视：** 指看所有的物体颜色都是发绿的。多为癫痫病发作的早期症状。

● **幻视：** 可见于精神病患者。正常人极度疲劳、极度恐惧，并且长期孤独等情况下，也会产生幻视。

常见眼部病症与调理

眼睛充血——病毒感染

眼睛充血是眼科疾病较常见的临床表现之一，也可以是全身性疾病在眼部的表现，可分为结膜充血、睫状出血和结膜下出血几种情况，可单眼或双眼发生。

病因诊断

眼部充血可由外感风热、天行时邪、酒毒内蕴等几种原因造成的。眼睛疲劳会引起眼睛充血。眼白部分变红充血有可能是身体受到了巨大精神压力的影响。人在愤怒、焦躁时经常能看到眼睛充血。除此之外，细菌感染也会引起眼睛发炎充血。

警惕红眼病

红眼病是传染性结膜炎，可分为病毒性和细菌性的，中医认为是天行时邪所致。以春、夏两季多见。此病会传染，所以要注意预防。

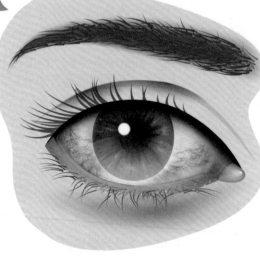

天行时邪

外感风热

酒毒内蕴

○ 白睛红赤灼热，眼屎多黏结

天行时邪会使人白睛红赤灼热，眼屎多黏结，怕光羞明，眼涩难睁，或先患一眼而累及两眼，或两眼齐发，传染性强。这是由于感受时气之毒导致的，受季节影响较大，多发于热盛之时。

○ 白睛暴赤，热泪如汤

外感风热会使人白睛暴赤，热泪如汤，羞明隐涩，头痛，鼻塞，舌苔薄白，兼有恶寒发热。这主要是因感受风热之邪而发，多发生于风盛之时。

○ 白睛黄赤，眼涩干痒

酒毒内蕴于体内，也会使眼部发红、充血表现为白睛渐渐黄赤，眼涩干痒，舌苔黄腻，兼有湿热内蕴之症，常见于嗜酒之人。这主要是酒毒内蕴，脾弱肝旺湿热上行所致。

日常调理

眼睛充血是很常见的一种现象。眼睛充血的原因有很多，比如用眼过度、细菌感染或眼部有炎症等。对于眼睛充血，推荐使用具有清热、促进血液循环功效的方法进行调理。

穴位疗法

按摩解溪穴具有通络祛火、消炎止痛的效果，可以缓解眼睛发红、心情烦躁等症。作为足厥阴肝经上的要穴，行间穴的主要作用之一就是"泄肝火、疏气滞"，按摩此穴可用于辅助治疗肝火旺盛引起的头痛、目赤、失眠等症，并且对肝气郁滞引起的症状有缓解作用。

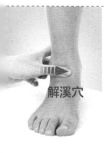
解溪穴

1. 用拇指指腹推按解溪穴2~3分钟，以有酸胀感为度。

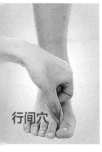
行间穴

2. 用拇指指端按压行间穴2~3分钟。

中药调理

荆防败毒汤 羌活、独活、柴胡、前胡、枳壳、茯苓、荆芥、防风、桔梗、川芎各4.5克，甘草1.5克。水煎，每日1剂，分2次服用。此方剂具有清热降火的功效，适用于外感风热型患者。

祛风散热饮子 连翘、牛蒡子（炒研）、羌活、苏薄荷、大黄（酒浸）、赤芍药、防风、当归尾、山栀仁、川芎各等分，甘草少许。以上药物研成粗末。水煎服。此方剂具有清热降火的功效，适用于天行时邪型患者。

茵陈五苓散 猪苓、白术、茯苓各9克，泽泻15克，桂枝6克。以上药物共研细末，混合制成五苓散。取五苓散15克与茵陈蒿末30克混合即可。每次服6克，每日2~3次。此方剂具有清热利水、退黄的功效，适用于酒毒内蕴型患者。

饮食调理

眼睛充血的饮食调理以清肝热为主。清肝热的食物主要有苦瓜、芹菜、豆芽、莲子等。苦瓜有明目作用，可以清除引起焦躁、眼充血的肝热。苦味还能促进唾液分泌，在清火的同时可以调理肠胃。

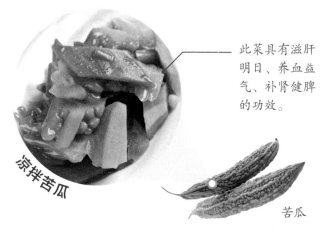
凉拌苦瓜

此菜具有滋肝明目、养血益气、补肾健脾的功效。

苦瓜

眼睛发黄——小心黄疸

眼睛发黄有可能是患了黄疸，本病症以眼睛发黄，并伴有尿黄、面黄、身黄为主要症状，一般先从眼黄开始，逐渐遍及全身，这一症状在《黄帝内经》中被称为"黄疸"。

疲劳引起眼睛发黄

营养不良、滥用药物等都会导致人的眼白出现发黄的情况，这不是病理性的，不用过于担心。

病因诊断

黄疸的病因主要有外感时邪，饮食所伤，脾胃虚弱及肝胆结石、积块淤阻等，其发病往往是内外因相互作用所致。

🔍 眼睛先发黄，然后身体发黄

体内瘀血会使眼睛先发黄，然后身体发黄，颜色晦暗，面色青紫或黧黑，胁下有肿块，疼痛不适，或大便漆黑。这通常是肝郁气滞，日久成瘀；或湿热黄疸迁延不愈，湿郁气机不利，淤积肝胆，胆汁疏泄失职所致。

🔍 眼睛和身体都发黄

体内湿热会使眼睛和身体都发黄，且黄色鲜明，并有发热，口渴，身倦无力，食少纳呆，恶心呕吐，舌苔黄腻的症状。这是由于湿热蕴结中焦，熏蒸肝胆，胆液外泄，浸渍于肌肤所致。

体内湿热

体内瘀血

脾虚血亏

🔍 眼睛发黄，皮肤无光泽

脾虚血亏会使眼睛发黄，皮肤无光泽，神疲乏力，心悸失眠，头晕，舌质淡。这主要是劳倦内伤或久病，使脾胃虚弱，气血亏损，肝失所养，疏泄失职，胆汁外溢所致。

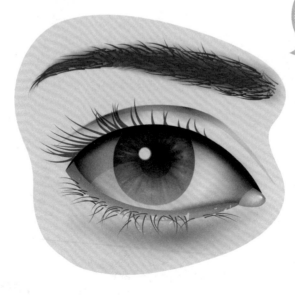

日常调理

引起眼睛发黄的原因有很多，其中较常见的是黄疸。其主要症状是先从眼睛发黄开始，逐渐变成全身发黄。临床发现，肝胆疾病是引发黄疸的重要原因，需要格外重视。

穴位疗法

按摩青灵穴有理气止痛、宽胸宁心的功效，经常拍打、按揉此穴，可以缓解眼睛发黄，对神经性头痛、心绞痛等也有很好的调理作用。按摩阴陵泉穴可以起到清利湿热、健脾理气、通经活络的作用。按摩血海穴有调经统血、健脾化湿、通经活络的功效，经常按摩，能够缓解多种血瘀型病症。

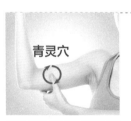
青灵穴

1. 每日早晚各按揉 1 次青灵穴，每次按揉 1~3 分钟。

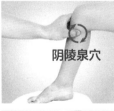
阴陵泉穴

2. 用拇指指腹按揉阴陵泉穴 2~3 分钟。

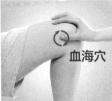
血海穴

3. 用拇指指腹按揉血海穴 2~3 分钟。

中药调理

连朴饮 厚朴 6 克，姜汁炒川连、石菖蒲、制半夏各 3 克，香豉（炒）、焦栀子各 9 克，芦根 60 克。水煎，去渣取汁，温服。此方剂具有清热化湿、理气和中的功效，适用于体内湿热型患者。

血府逐瘀汤 桃仁 12 克，红花、当归、生地黄、牛膝各 9 克，川芎、桔梗各 4.5 克，赤芍药、枳壳、甘草各 6 克，柴胡 3 克。水煎服。此方剂具有活血化瘀的功效，适用于体内瘀血型患者。

小建中汤 桂枝 6 克，芍药 12 克，甘草 3 克，生姜 3 片，大枣 4 颗，饴糖 18 克。水煎服。此方剂具有温中补虚、和里缓急的功效，适用于脾虚血亏型患者。

饮食调理

眼睛发黄的饮食调理以养肝护肝为主。养肝护肝的食物主要有胡萝卜、蜂蜜、黄豆、海带、枸杞子等。胡萝卜有较好的养肝明目的功效，富含多种维生素，可以保护眼睛和肝脏。

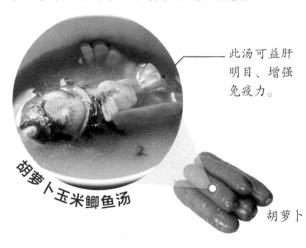

此汤可益肝明目、增强免疫力。

胡萝卜玉米鲫鱼汤

胡萝卜

干眼症——体内有热

在长时间用眼或者天气干燥的情况下，容易出现眼睛干涩的现象，如果长时间干涩，就有可能导致眼睛干燥，俗称"干眼症"。干眼症的患者不仅眼睛干涩，还会有模糊、刺痛的症状出现。

病因诊断

干眼症是由泪液分泌不足、蒸发过多或泪液中的成分异常导致的，通常由年龄增大、用眼过度、一些疾病等原因引发。中医认为，干眼症主要由邪热留恋、肺阴不足、脾胃湿热、肝肾阴虚等导致的。

🔍 黑睛星翳，干涩不爽

肺阴不足会使白睛如常或微红赤，黑睛星翳，干涩不爽。这主要是因热病伤阴，肺阴不足所致。

肺阴不足

🔍 干涩隐痛，有白色泡沫样眼屎

脾胃湿热会使白睛淡赤，干涩隐痛，睑内有粟粒样小疱，有白色泡沫样眼屎。这通常是因饮食不节，恣食辛燥，使脾胃运化失常，湿热内阻所致。

脾胃湿热

邪热留恋

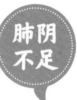
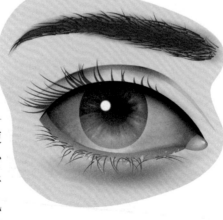

肝肾阴虚

🔍 畏光流泪，干涩不爽

邪热留恋体内会使睑内及白睛淡赤，有少量眼屎，畏光流泪，干涩不爽。这是由于暴风客热治疗不彻底，使邪热内恋所致。

🔍 干涩怕光，频繁眨眼

肝肾阴虚会使白睛微红，干涩怕光，两只眼睛频繁眨动。这主要是因肝肾阴虚，阴精不足，目失濡养所致。

日常调理

中医认为，干眼症与肝肾虚弱、津液和血液不足有关。为补足肝肾、津液和血液，平时可多吃补肝益肾的食物，以改善体内津液不足的问题。

穴位疗法

干眼症患者可以按摩睛明穴来调理，有助于疏通眼部血管，可以消除视疲劳和眼睛干涩等症状，还有清神醒脑的作用。按摩合谷穴，能够有效清肝火，使人体新陈代谢正常，对于眼睛干涩和视疲劳有很好的缓解作用。

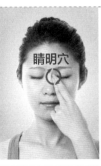

睛明穴

1. 用食指叠加在中指上，按揉睛明穴，以有酸胀感为宜。

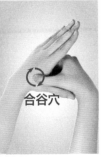

合谷穴

2. 用拇指指端掐揉合谷穴30次。

中药调理

桑白皮汤 桑白皮、半夏、苏子、杏仁、贝母、山栀、黄芩、黄连各2.4克。加生姜3片，水煎服。此方剂适用于邪热留恋型患者。

十珍汤 天冬、麦冬各15克，丹皮12克，知母、甘草、人参、地骨皮、生地、赤芍各9克，当归6克。水煎，分2次服用。此方剂适用于肺阴不足型患者。

三仁汤 杏仁、半夏各15克，滑石、薏苡仁各18克，通草、白蔻仁、竹叶、厚朴各6克。水煎服。此方剂适用于脾胃湿热型患者。

养阴润目汤 百合、山药各15克，枸杞子、天冬、麦冬、南沙参、地骨皮、生地、当归各10克，石斛、桑叶、菊花各5克。水煎服，每日1剂，分2次温服。此方剂有滋阴润肺、益精明目的功效，适用于肝肾阴虚型患者。

饮食调理

干眼症的饮食调理以补肝益肾为主。胡萝卜、枸杞子除了可以补肝益肾、补充津液及血液外，还有明目的作用，可改善眼疲劳、眼睛起雾等眼睛不适。黑豆有补肾强身、活血利水、解毒和滋阴明目的功效，和枸杞子搭配煮粥效果更好。

— 此粥有补肾强身、活血利水、益精明目的作用。

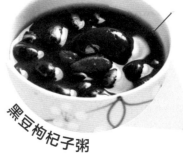

黑豆枸杞子粥

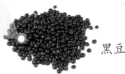

黑豆

眼睛流泪——肝血不足

一些人经常会有迎风就流泪的情况，还有流热泪、流冷泪的情况，这种流泪没有节制，是一种病态的表现，对健康是不利的，要引起重视。

流泪可能是疾病的信号

眼睛有炎症的时候可能会流泪；面瘫或重症肌无力患者，常因眨眼障碍而见眼角蓄泪；泪液分泌过多可能是一些疾病引起的，如甲亢、结核病。

病因诊断

针对眼睛流泪的情况，中医认为是肝经虚寒、肝肾两亏、阴虚火旺等几种情况引起的，分别会有不同的症状表现，要注意区分。

肝肾两亏

肝经虚寒

🔍 频繁流泪，眼目昏眩

肝肾两亏会导致频繁流泪，眼目昏眩，耳鸣耳聋，失眠，遗精，腰腿酸软，舌苔白。这主要是因为房事不节，精血衰少，或悲伤哭泣，伤阴耗液，致肝肾两亏，阴损及阳，泪液不能节制所致。

阴虚火旺

🔍 遇风则频繁流泪

肝经虚寒会导致遇风则频繁流泪，形体消瘦，面色无华，唇淡甲白，舌质淡。这是由于肝血不足，不能上荣于目所致。

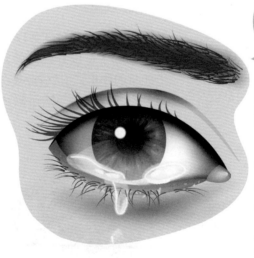

🔍 白天常流泪，晚上干涩

体内阴虚火旺会使白天常流泪，晚上干涩，伴有头晕目暗，舌苔薄白或薄黄，舌质红。这主要是因为肝肾阴虚，水火不济，虚火上炎所致。

日常调理

眼睛的养分主要是靠肝脏供给。如果肝脏出现了病变，会使眼睛的生理功能失调，致使泪液的分泌失控。所以当发现自己特别爱流泪的时候，要注意肝脏是否出现了问题。

穴位疗法

按摩承泣穴，对经常眼泪失控的人有很好的调理作用，还可以缓解许多眼科疾病，如近视、夜盲症、青光眼、结膜炎等。按摩攒竹穴可清热明目、祛风通络，改善泪液过多的症状。攒竹穴是足太阳膀胱经的腧穴。中医认为，膀胱经的寒湿水气，至攒竹穴后吸热胀散而变为阳热之气。

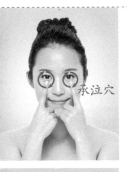
承泣穴

1. 用食指指腹按揉承泣穴3~5分钟，可改善眼睛流泪的症状。

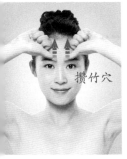
攒竹穴

2. 两手拇指指腹由下往上推按攒竹穴，每次推按1~3分钟。

中药调理

吴茱萸汤 吴茱萸、人参各9克，生姜18克，大枣4枚。水煎服。此方剂可温中补虚、降逆止呕，适用于肝经虚寒型患者。

菊睛丸 枸杞子90克，巴戟30克，甘菊花120克，苁蓉60克。以上药物共捣细末，炼蜜为丸如梧桐子大小。每次6~9克，每日2次，温酒或盐汤服下。此方剂有益肝肾、明目的功效，适用于肝肾两亏型患者。

椒苄丸 熟地黄（切，焙干）、川椒（去目及闭口者，微炒）、生地黄（切，焙干）各等分。以上药物研为细末，炼蜜为丸，如梧桐子大小。空腹时用温水或盐汤服下。此方剂适用于阴虚火旺型患者。

饮食调理

眼睛流泪的饮食调理以养肝护肝为主。养肝护肝的食物主要有番茄、胡萝卜、菠菜、动物肝脏、鱼肝油及乳制品。菠菜富含类胡萝卜素、多种维生素以及铁、钙，对肝脏有很好的养护作用。

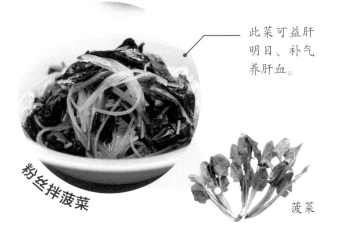

此菜可益肝明目、补气养肝血。

粉丝拌菠菜

菠菜

眼睑下垂——中气下陷

眼睑下垂是指上眼皮下垂，难以抬举，影响眼睛看东西，轻者半掩瞳仁，重者黑睛全遮，垂闭难张。眼皮下垂是许多疾病的早期症状，要引起重视。

病因诊断

眼睑下垂一般分为先天与后天两种，先天性眼睑下垂多双眼同病，由遗传或先天发育不全引起；后天性眼睑下垂，多单眼发病，多由病后创伤或其他原因引起。

眼睑下垂可能是许多疾病的早期症状

老年人突然一侧眼睑下垂，有时候看东西有重影，可能是糖尿病引起的。另外，脑干病变、重症肌无力、脑炎、多发性硬化等也会引起眼睑下垂，出现这种症状要及时去医院检查。

上眼皮缓慢下垂，逐渐加重

中气下陷会使眼睑下垂，起病较缓，上眼皮缓慢下垂，逐渐加重，伴有全身体弱乏力，形寒气短，四肢虚软，舌淡质嫩。这多是因饮食不节或忧思伤脾，又因平素脾胃虚弱，以致中气下陷所致。

忽然上眼皮下垂，兼痒如虫行

风邪侵入络脉会使眼睑下垂，起病较急，主要表现为忽然上眼皮下垂，兼痒如虫行，头痛目胀，舌红。这主要是外感风邪，入里中络，筋脉受损所致。

有明显眼部或头额部外伤史

气血瘀滞会使眼睑下垂，有明显眼部或头额部外伤史。这主要是眼部或头额部遭受外伤，瘀血阻滞经络导致胞睑纵而不收。

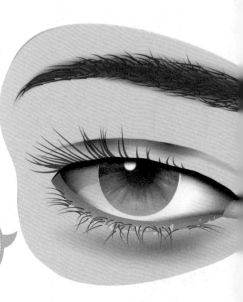

日常调理

　　眼睑下垂可由轻微症状慢慢加重，应及早注意并调理。

穴位疗法

　　按摩阳白穴可以缓解眼部疾病，具有明目祛风的作用，经常按摩阳白穴可有效缓解眼睑下垂，还可缓解头痛、面神经麻痹、眼睑瘙痒等症。太阳穴是人体头面部的重要穴位，按摩太阳穴能缓解头痛、眼疾等诸多病症。睛明穴是诸多经脉的交汇处，按摩睛明穴有疏风清热、通络明目的作用。

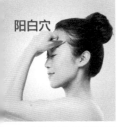

阳白穴

1. 握拳，用拳面轻轻按压阳白穴1分钟，每日数次。

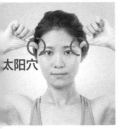

太阳穴

2. 用拇指指腹同时按揉两侧太阳穴2~3分钟，力度宜轻柔。

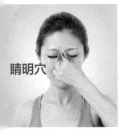

睛明穴

3. 用拇指和食指指尖分别按压两侧睛明穴1~2分钟。

中药调理

补中益气汤 黄芪18克，炙甘草、去芦人参、白术各9克，当归3克，升麻6克，柴胡6克。水煎服。此方剂具有补中益气、升阳举陷的功效，适用于中气下陷型患者。

除风益损汤 熟地黄、当归、白芍药、川芎各3克，藁本、前胡、防风各2克。水煎服。此方剂具有疏风清热、养血活血的功效，适用于风邪侵入络脉型患者。

四物汤 当归、芍药各9克，川芎6克，熟地黄12克。水煎服。此方剂具有补血和血、活血化瘀的功效，适用于气血瘀滞型患者。

饮食调理

　　眼睑下垂的饮食调理以健脾益气为主。健脾益气的食物主要有山药、萝卜、板栗、大枣等。山药含有多种酶，有利于脾胃消化吸收，是一味平补脾胃的药食两用之品。

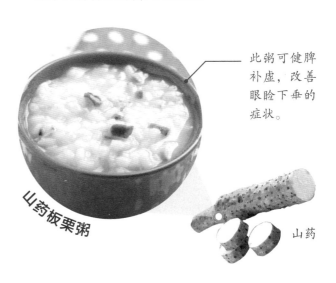

此粥可健脾补虚，改善眼睑下垂的症状。

山药板栗粥

山药

眼睑浮肿——湿气停滞

眼睑皮肤是全身皮肤中相对较薄的，皮下组织疏松，很容易发生液体积聚而导致浮肿。引起眼睑浮肿的原因有很多，根据其原因不同将眼睑浮肿总体上分为生理性和病理性两种。

病因诊断

生理性眼睑浮肿大多是由于夜间睡眠不足、枕头过低或流泪导致。病理性眼睑浮肿分为炎症性眼睑浮肿和非炎症性眼睑浮肿。前者多由眼睑的急性炎症、眼睑外伤或眼周炎症等引起，后者多由过敏性疾病或对眼药水过敏引起的。中医认为，眼睑浮肿往往是全身性疾病在眼睑局部的表现，主要由实邪和气虚导致。

眼睑浮肿是内脏功能衰退的信号

眼睑浮肿可能是肾、肠胃或心脏功能失调引起的。如果出现下半身无力、疲劳或尿频，可能是肾功能失调引起的；如果出现恶心、食欲不振、肠鸣等症状，可能是肠胃的问题；如果出现心悸、胸闷等症状，则是心功能失调引起的。

🔍 眼睑肿胀，红肿如桃

肺脾积热会使眼睛赤痛，热泪时出，怕光羞明，继则眼睑肿胀，红肿如桃，或伴恶寒发热，舌红。此症是由于热邪入里，或饮食失节，以致肺脾积热，壅热上攻，燥火客邪，血分热盛，热积胞睑。

肺脾积热

🔍 上胞浮肿，虚肿如球

脾虚湿滞会使人上胞浮肿，虚肿如球，患处喜按，拭之稍平，目不赤痛；或兼目痒，舌胖苔薄白。多因脾胃气虚，中气不足，运化失司，水湿停于胞睑导致。

脾虚湿滞

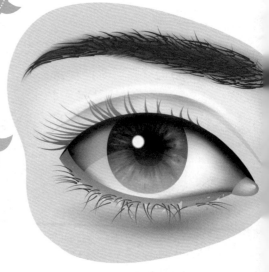

日常调理

眼睑浮肿患者的调理主要是健脾补肾，促进体内的水分代谢，不让体内循环的水分过多或不足。多余的水分（痰湿）要排出，水分不足时（阴虚）则需要补足身体所需的液体。

穴位疗法

按摩攒竹穴有活血通络、明目止痛的功效，经常按摩攒竹穴可以缓解眼睑浮肿，对急慢性结膜炎、视力不清、泪液过多等都有缓解作用。按摩水分穴可缓解水系疾病，可将益肺、健脾、补肾、疏通任脉、利水、化湿、消肿集于一体。按摩阴陵泉穴有利于化湿滞，可祛除体内湿气，利水消肿。

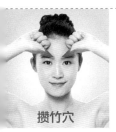

攒竹穴

1. 用两手拇指指腹分别用力按压两侧攒竹穴 2~3 分钟，以感到酸胀为宜。

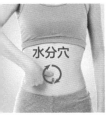

水分穴

2. 用拇指指腹按揉水分穴 2~3 分钟。

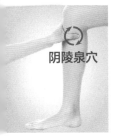

阴陵泉穴

3. 用拇指指腹按揉阴陵泉穴 2~3 分钟，力度适中。

中药调理

散热消毒饮 牛蒡子（研，炒）、羌活、黄连、黄芩、苏薄荷、防风、连翘各 10 克。以上药物研成粉末，水煎服。此方剂具有清火、散风、解毒的功效，适用于肺脾积热型患者。

助阳活血汤 黄芪、炙甘草、防风、当归各 15 克，白芷、蔓荆子各 12 克，升麻、柴胡各 21 克。水煎服。此方剂具有助阳活血的功效，适用于脾虚湿滞型患者。

饮食调理

眼睑浮肿的饮食调理以健脾补肾、利水消肿为主。肾有问题的人可以多吃补肾利尿的食物，如海带、黑豆、鲈鱼等。脾胃虚弱的人则可以多吃薏苡仁、黑豆、玉米等健脾祛湿的食物。赤小豆、绿豆、冬瓜等都有利水消肿的作用，也可以适当多吃。

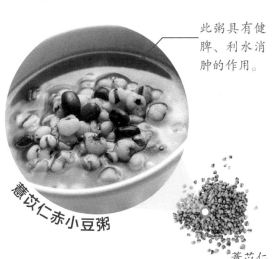

此粥具有健脾、利水消肿的作用。

薏苡仁赤小豆粥

薏苡仁

麦粒肿——体内热毒

麦粒肿俗称"针眼"，是指在眼睑边缘出现黄白色脓头，形如麦粒，是由于眼睑边缘的脂腺发生了细菌感染，出现肿胀或化脓的症状。如果眼睛只是偶尔长针眼，不必过于担心，但如果反复长针眼，就必须要注意了。

针眼千万不能挤

由于针眼疼痛难忍，所以总想把它挤出来。这样做很危险。如果用力挤压针眼，可能会使含有大量细菌的脓性分泌物通过血液扩散到颅内，引发更严重的感染，尤其是在眼睑红肿有脓点的时候，更不能挤。

病因诊断

引发针眼的细菌并非什么特殊的细菌，它们平时就一直存在，如果易受这些细菌感染而反复长针眼，就说明机体的免疫力相对低下。中医认为此病是体内有热毒的外在表现。

🔍 病初起，红肿痒痛

外感风热是疾病初起阶段，局部微有红肿痒痛，头痛，发热，全身不适，舌苔薄白。因风热之邪直袭胞睑，滞留局部脉络，气血不畅所致。

外感风热

热毒炽盛

脾胃伏热或脾胃虚弱

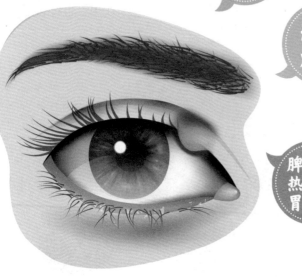

🔍 局部红肿，硬结较大

体内热毒炽盛时，会使眼睑局部红肿，硬结较大，灼热疼痛，口渴喜饮，便秘溲赤，苔黄。因喜食辛辣油腻之品，脾胃积热，火热毒邪上攻所致。

🔍 针眼反复发作

如果针眼反复发作，但是其他症状不严重，可能是脾胃伏热或脾胃虚弱引起的。这是因为原患针眼，余邪未清，脾胃伏热，不时上攻胞睑，阻滞脉络；或脾胃虚弱，气血不足，正气不固，时感外邪，以致本病反复发作。

日常调理

如果长了针眼，大可不必担心，只要在饮食和眼部清洁上多注意即可。如果要预防针眼的发生，就要从增强自身免疫力以及调节肠胃功能做起，如果针眼反复发作，还应该检查一下自己是否患了糖尿病。

穴位疗法

按摩公孙穴具有吸湿降浊、明目的功效，对预防和缓解针眼的发生也有很好的效果。长期按摩公孙穴，还可缓解白内障、牙龈肿痛、口腔炎等。按摩二间穴，可有效缓解针眼，只需指压患处同侧手的二间穴即可。

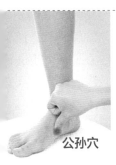

公孙穴

1. 用拇指指腹点按公孙穴1~3分钟。

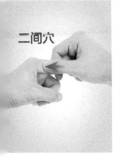

二间穴

2. 用拇指指端按压或揉患侧眼睛同侧手二间穴2~3分钟。

中药调理

银翘散 现有非处方中成药，温开水吞服或开水泡服，1次1包，每日2~3次。此方剂具有辛凉透表、清热解毒的功效，适用于外感风热型患者。

通脾泻胃汤 知母、大黄、茺蔚子、栀子、黑参、防风各3克，黄芩4.5克，石膏6克。研为粗末，水煎，食后温服。此方剂具有祛风清热、泻火通便的功效，适用于热毒炽盛型患者。

四君子汤 人参、白术、茯苓各9克，炙甘草6克。水煎服。此方剂具有益气健脾、扶正祛邪的功效，适用于脾虚气弱型患者。

饮食调理

长针眼的患者，体内有热，所以饮食上应以清淡为主。平时可多吃清淡、易消化的汤粥、水果、蔬菜等食物，尽量不要吃辛辣、刺激性的食物，否则容易使症状加重。

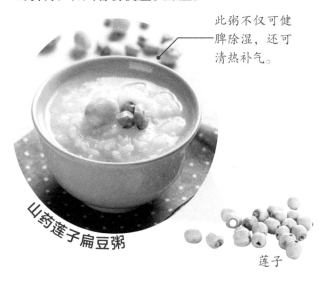

此粥不仅可健脾除湿，还可清热补气。

山药莲子扁豆粥

莲子

瞳神散大——体内火气上升

瞳神散大是指瞳神较正常开大，甚至展缩失灵，散而不收，黄仁仅剩窄细如线的症状。可伴有视力下降、眼压升高、眼球肿痛等症状。

病因诊断

中医认为，本病多由肝胆风火升扰或肝肾阳虚所致，外伤亦可引起。

瞳孔异常要注意

颅脑外伤、脑血管病、青光眼、重症乙型脑炎、化脓性脑膜炎等病症都会引起瞳神散大。另外，瞳孔缩小也是一些危险信号，比如酒精中毒、安眠药中毒、有机磷中毒以及糖尿病等都会出现瞳孔缩小的现象，要引起注意。

🔍 视物如在云雾之中，眼睛干涩

气阴两虚会使瞳神散大，视物如在云雾之中，眼睛干涩，头晕目眩，口咽干燥，舌红苔黄。这属于虚证，主要是由心肝火盛所致，气不摄敛，阴失濡养，故瞳神散大。

气阴两虚

阴虚火旺

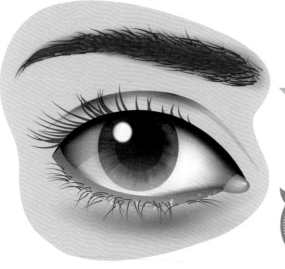

暴怒伤肝

🔍 视物模糊，眼睛红赤

阴虚火旺会使瞳神散大，视物模糊，眼睛红赤，耳鸣耳聋，腰膝酸软，遗精滑泄，舌红苔少。由于肝肾阴虚所致，阴虚于下，火于上，故瞳神散大。

🔍 视物模糊，面红目赤

暴怒伤肝会使瞳神散大，视物模糊，面红目赤，嗳气少食，舌红苔薄。这主要是由肝气凌逆所致，肝郁不达，怒则气上，故瞳神散大。

日常调理

瞳神为先天之精气所生，后天之精气所养。精气失于敛聚，则瞳神散大。所以，调理原则应以聚敛精气为方向。

穴位疗法

神门穴是人体精气的进入之处，按摩此穴具有安神、宁心、通络的功效，对改善瞳神散大也有很好的作用。另外，经常按压印堂穴，可调和气血、升清降浊，起到清脑健神、舒心宁志、明目去皱、祛风通窍的作用。

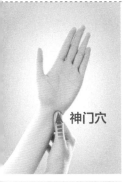

1. 用拇指指腹推按神门穴 2~3 分钟。

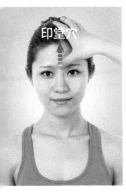

2. 用拇指指腹按于印堂穴，自下而上推抹约 1 分钟。

中药调理

滋阴地黄丸 山药、山茱萸、当归、白芍、川芎各 2.4 克，牡丹皮、远志、白茯苓、黄柏、石菖蒲、知母、泽泻各 1.8 克，熟地黄 4.8 克。以上药物炼蜜为丸，空腹时用淡盐水服下。此方剂适用于气阴两虚型患者。

泻心汤 大黄 6 克，黄连、黄芩各 3 克，水煎服。此方剂具有泻火燥湿的功效，适用于阴虚火旺型患者。

调气汤 代赭石（布包）18 克，旋复花（布包）、柴胡、苏梗、桔梗、木香各 6 克，丹参、瓜蒌各 15 克，牛膝、郁金、白芍、陈皮、枳壳各 9 克。水煎，去滓，分 2 次温服。此方剂具有理气、活血、解郁的功效，适用于暴怒伤肝型患者。

饮食调理

瞳神散大的饮食调理以清热、护肝、养阴为主。平时饮食要清淡，不吃辛辣刺激性的食物，可以吃一些银耳、百合、黑芝麻、五味子、车前子、苦瓜、芹菜、菠菜等。其中，车前子具有清肝明目的作用，和大米同煮成粥，经常食用，可以缓解瞳神散大、头目胀痛等症状。

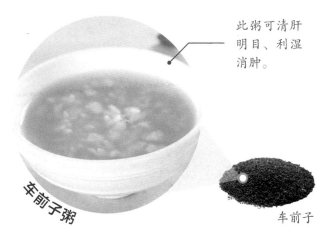

此粥可清肝明目、利湿消肿。

车前子粥

车前子

眼睛不停眨动——肝虚血少

眼睛不停眨动是指眼睑开合失常，时时眨动、不能自主的症状。这一症状常发生在孩子身上。

病因诊断

眼睛不停眨动多由慢性泪囊炎、睑腺炎、急性结膜炎等眼部疾病，以及眼部疾病治疗不彻底导致的。此外，空气污染、风沙、光线不适宜、眼部疲劳、睡眠不足等也是常见致病因素。中医认为，本病多与肝脾两脏有关，但有虚实的不同。

经常眨眼也可能是倒睫毛导致的

如果经常眨眼，眼泪汪汪，用手不停地揉眼睛，可能是倒睫毛引起的。这是由于下眼皮靠鼻侧的眼睑内翻，倒置的睫毛刺激、摩擦眼球所致。

🔍 双眼不停眨动而不能自主

肝经风热会使双眼不停眨动，眼睑筋肉上下左右如风吹，不能自主，或伴有身体发热，舌苔薄白，舌质红，甚则手足搐动。多由于风热侵袭肝经，引动内风，循经上扰所致。

肝经风热

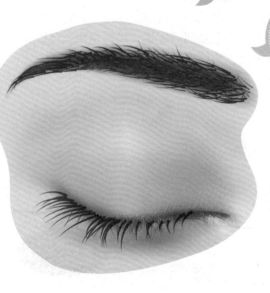

🔍 两眼睑时时眨动，面色发青

肝气乘脾会使双眼不停眨动，面色发青，食少纳呆，体倦乏力，舌苔白腻。这主要是肝气过盛化风，脾受侵扰所致。

肝气乘脾

🔍 两眼睑不停眨动，眼部涩痒

肝虚血少会使双睑不停眨动，眼部涩痒，常以手揉眼，时轻时重，严重者傍晚看不清东西，舌淡红。这主要是肝血亏损，血虚生风，眼睑筋肉失于滋养所致，属于虚证。

肝虚血少

耳郭

第五章

耳鸣

耳垂

耳诊：耳朵是脏腑的外相

耳朵
流血

耳道

　　耳虽为人体的一小部分，却是人体各脏腑组织器官的缩影，人体各脏器、各部位于耳部皆有集中反映点，脏腑组织有病必然反映于耳，所以耳具有预报全身脏器生理、病理的作用，通过观察耳朵可较早测知内脏疾患。

耳屏

耳聋

耳轮

耳内
流脓

耳郭的结构与功能

耳郭是位于头部两侧的贝壳样突出物，被医学专家称为"缩小了的人体身形"。耳朵的各部位与人体内脏器官存在着生理性的内在联系。就耳的定位诊断来说，通过观察发现，人体各部位在耳朵上的分布，就像一个倒置的胎儿。

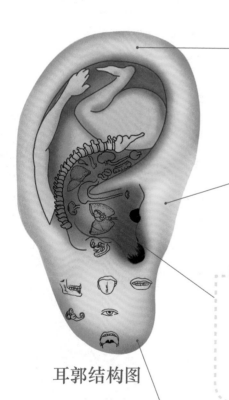

耳郭结构图

耳轮

耳郭的外周耳轮相当于躯干四肢，颈、肩、腰、腿等躯体疼痛患者宜多按压耳轮。

耳屏

耳屏指外耳门前面的突起，由软骨和皮肤构成，能遮住外耳门。耳屏相当于鼻咽区。

耳甲腔

耳甲腔是正对耳孔开口处的凹陷，这个地方相当于胸腔内脏器官。经常刺激这个部位，对血液和循环系统有保健作用。可将食指放到耳孔处，拇指放到耳的背面对捏。

耳垂

耳垂相当于面部，当因上火而致牙痛、牙龈肿痛，或脸上长痘痘时，可以用拇指和食指揉捏耳垂，或者在耳垂上点刺放血，有很好的缓解作用。

耳朵与脏腑关系密切

耳是人体重要的信息接收站，前人称为"采听官"，耳是人体信息的窗口，也是人体脏腑重要的外相。

耳为宗脉之所聚

中医认为，耳为肾所主，肾开窍于耳。《素问·阴阳应象大论》曰："肾在窍为耳。"这说明耳与肾有密切的关系。耳与心也有关系，《素问·金匮真言》曰："心开窍于耳，藏精于心。"同时，脾胃为升降之中轴，脾胃升降正常，清阳之气上达贯耳，耳方能聪，因此耳不仅为肾窍、心窍，同样也为肺窍、脾窍、肝窍。耳下有丰富的血管神经，与脑及人体各部分组织有着千丝万缕的联系。

耳朵与脏腑的对应关系

人体内脏在耳郭的对应分布有其规律性。对应分布区在耳郭前外侧面的排列像一个在子宫内倒置的胎儿，头部朝下，臂部及下肢朝上，胸部及躯干在中间，即头面部对应耳屏、耳垂；上肢分布在耳舟；躯干分布在耳轮；下肢及臀分布在对耳轮上脚和对耳轮下脚；盆腔分布在三角窝；消化道分布在耳轮脚周围；腹腔分布在耳甲艇；胸腔分布在耳甲腔；外鼻分布在耳屏；内分泌分布在耳屏间切迹。具体对应分布情况参考右图。

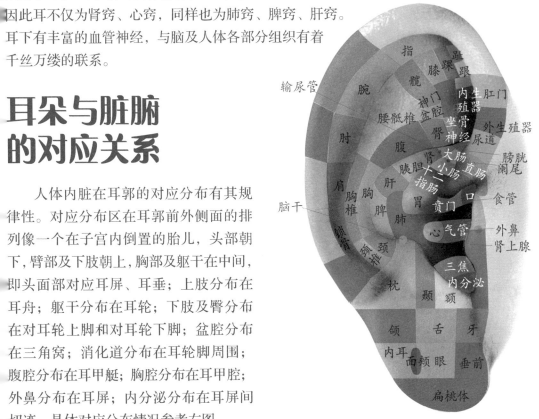

耳与脏腑对应分布图

警惕耳朵发出的异常信号

☑ 看耳郭形态

耳郭的形态变化可以反映身体的健康状况，通过观察耳郭的形态，可以了解疾病的严重程度、病位的深浅以及肾气是否充足等情况。正常的耳郭是肉厚而润泽的，没有任何突起物和斑点，耳轮光滑平整，耳垂丰满，血管隐而不见，两耳对称、大小相等。如果耳郭出现了其他的异常变化，则是疾病的征象。

- **耳郭瘦小而薄，耳垂小不能下垂：** 这是肾气亏损的表现，出现这种情况的一般是比较瘦弱的人。
- **耳郭肿大：** 为邪气实盛的征兆，多属少阳相火上攻所致。
- **耳痔：** 耳内长出来的形状如樱桃或羊乳头的小肉，称为"耳痔"。一般是由于肝经怒火、肾经相火或胃经积火郁结而成。
- **耳轮皮肤粗糙如鳞状，并呈褐色改变：** 主久病血瘀，亦主肠痈之疾。
- **耳垂厚而宽大且体形肥胖者：** 可能易患脑出血。
- **耳郭肥软者：** 为五行湿盛之征兆，水荡

向克土，易患风湿多痰或心脏疾患。
- **耳垂瘦薄，呈咖啡色：** 提示易患肾病、糖尿病等。
- **旋耳疮：** 耳郭的周围肤色潮红、糜烂，并有灼痛、瘙痒、疼痛的感觉，称为"旋耳疮"。如果症状较轻或仅局部较重的，一般是风热湿邪所致；如果病程长，且反复发作，多是脾虚血少引起的，多是慢性病。
- **耳轮和耳垂均明显萎缩、枯黑、干瘪、卷曲：** 见于各种危重症患者的弥留之际。
- **痛风石：** 耳轮上明显的小肉结叫作"痛风石"。多见于骨质增生或关节炎患者。
- **耳面皮肤血管充盈明显：** 一般由支气管扩张、高血压、冠心病等疾病导致。

☑ 看耳郭色泽

健康的耳郭颜色微黄而红润，不健康的耳郭枯燥而不润泽。通过观察耳郭的色泽，可以了解疾病的性质、病程的长短，以及某些疾病的前兆。

- **耳郭色白：** 一般是感受风寒、寒邪入里引起的，也可能是由气血亏虚或肾气虚衰引起的，是寒证、虚证的表现。
- **耳郭鲜红或暗红：** 一般是急性高热性疾病引起的，是热证的表现。若短时间内出现明显的红色，可能是慢性扁桃体炎急性发作的信号；如果耳朵红肿，可能是肝胆湿热、火毒上蒸的表现，也可能是中耳炎引起的。

- **耳郭发黄：** 若色泽鲜明则是黄疸或湿热的表现；若微黄则是疾病好转的征象；若色泽晦滞则是瘀热的征象。
- **耳郭色青：** 提示气血运行不畅或风气壅盛，多为痛证、寒证或惊风。
- **耳郭色青发黑：** 多见于久病有瘀血或剧痛患者。
- **耳轮焦黑、干枯：** 这是肾精非常亏耗的表现。
- **耳轮红赤：** 可能是心肺积热、肝胆湿热或外感热毒的表现。
- **耳垂经常潮红：** 一般为气血两虚、体质虚弱的表现，提示易患糖尿病。

☑ 耳郭隆起、凹陷、水肿等异常改变

通过观察耳郭隆起、凹陷、水肿、压痕、丘疹等异常改变，可以判断疾病的轻重缓急以及疾病的性质等病理信息。

- **点状隆起：** 见于口腔炎、气管炎等。
- **片状隆起：** 多是由胃部疾患或肝部疾患引起的。
- **条索状隆起：** 多见于痔疮、便秘、偏头痛、手术后留下的瘢痕等。
- **结节状隆起：** 若耳郭有结节状的隆起，且呈点状的灰暗色。要警惕肿瘤，需多观察。
- **点状凹陷：** 一般是龋齿、散光、鼓膜内陷、耳鸣等疾病引起的。
- **线状凹陷：** 耳垂折痕征较常见，与冠心病的关联密切，线状回陷多见于供血不足、冠心病、手术后瘢痕、缺齿。
- **片状凹陷：** 一般是慢性结肠炎、十二指肠溃疡等疾病引起的。
- **耳郭水肿：** 隆起水肿常见于慢性器质性疾病；凹陷水肿一般是肾部疾病、神经血管性水肿以及内分泌失调引起的；周围性水肿多见于心律不齐、冠心病、糖尿病等疾病的患者。
- **耳郭压痕：** 压痕浅，色红，恢复平坦比较快，为实证，如高血压、肝炎、胃炎等；压痕深，色白，恢复平坦慢，为虚证，如贫血、水肿、肾虚等。
- **耳郭有丘疹：** 丘疹呈白色的点状，一般是胆囊结石、支气管炎、痛风等疾病的征象；丘疹呈红色，多见于气管炎与肺炎等急性病；水疱样丘疹，多见于慢性咽喉炎、月经不调等疾病。

☑ 看耳道内部

耳道内部若出现耳屎增多、瘙痒疼痛、流脓等异常症状，可能是某些疾病的信号，要引起注意。

- **耳朵经常痒，耳垢明显增多：** 如果患者有糖尿病家族史，要警惕糖尿病。
- **耳内瘙痒：** 可能是感染上了外耳道霉菌病，应及时就医，忌用火柴棒、牙签等掏耳朵。
- **耳道流脓：** 可见于外耳道疖肿或慢性中耳炎。外耳道疖肿常为掏耳或外耳道炎未愈引起，肾炎、糖尿病、慢性便秘也是常见原因。此外，游泳或洗澡时细菌感染也易引发此症。

常见耳部病症与调理

耳鸣——多种原因引起

耳鸣是指人们在没有任何外界刺激条件下所产生的异常声音感觉，如感觉耳内有蝉鸣声、嗡嗡声、嘶嘶声等单调或混杂的响声，这种声音感觉可以是一种或多种，并且持续一定的时间。

病因诊断

耳鸣是由多种原因引起的，耳部疾病、神经衰弱、全身性疾病、药物不良反应、生活因素等都会引起耳鸣，具体病因还要结合其他症状来判断分析。

🔍 耳鸣，伴有失眠、多梦

神经衰弱会引起耳鸣，患者在夜深人静的时候会听到外界并不存在而由自己耳内发出的响声，或强或弱，或远或近，或有或无，或起或停，同时伴有失眠、多梦、头昏脑涨的症状。

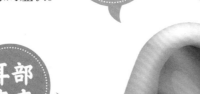

🔍 耳鸣

耳部疾病如外耳道炎、外耳异物、盯聍栓塞、中耳炎、鼓膜穿孔、耳硬化症、听神经瘤等都会引起耳鸣。

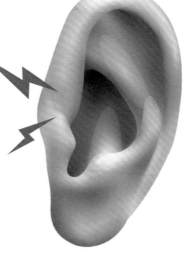

颈部疾患可能会引起耳鸣

一些颈部疾患也会引发耳鸣，这与颈动脉有很大关系，当颈动脉受到压迫的时候，便会引发耳鸣。耳鸣的特点为持续性、低音调，随体位变化，耳鸣的程度也不同。

🔍 耳鸣

心血管疾病是较为常见的耳鸣原因之一，如高血压、动脉粥样硬化、贫血等都会引起耳鸣；内分泌代谢疾病，如糖尿病、自身免疫性疾病、肾病等引起耳鸣的发生率也较高；神经精神疾病，如脑膜炎、脑震荡等皆可引起耳鸣，称为"中枢性耳鸣"。

🔍 耳鸣、听力下降

因为使用某种药物或接触某些化学试剂而引起耳鸣、耳聋，如奎宁、庆大霉素、链霉素等，其症状以耳鸣为主，小部分患者甚至完全丧失听力。有些药物停药后会有好转，多不影响听力，有些药物若不及时停药，会发展成耳聋。

日常调理

引起耳鸣的原因有多种，对于长期性的耳鸣来说应尽快就医，查出原因后对症治疗。本病症的调理主要是以预防为主。

穴位疗法

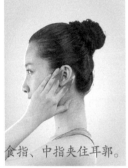

食指、中指夹住耳郭。

1. 抹耳：两手分别抹左右侧耳郭，连续抹20次。

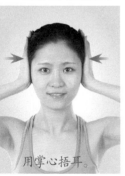

用掌心捂耳。

2. 捂耳：用搓热的两手掌心分别捂住两耳，然后两掌突然松开。一捂一松为1次，重复20次。

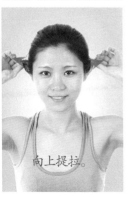

向上提拉。

3. 提耳：两手分别轻轻提起左右耳尖，再松开。一提一松为1次，重复20次。

日常护理

耳部疾病引起的耳鸣应积极治疗原发病。耳部疾病多是上呼吸道感染引起的，这是由于咽部与耳部相连，炎症可能会从咽部蔓延至耳部，造成耳部疾病（如中耳炎），进而引发耳鸣。因此，患有上呼吸道感染时应及时治疗，以免引发耳鸣等严重症状。

神经衰弱和全身性疾病引起的耳鸣一般不会发展成耳聋，只要患者保持乐观情绪，积极配合医生治疗，随着疾病的痊愈，耳鸣也会消失。

药物中毒引起的耳鸣会直接损害内耳的感觉神经细胞，而神经细胞一旦死亡就很难再生，所以，对于药物中毒性耳鸣，要做到早期防范、及时诊断。

饮食调理

通过饮食预防耳鸣是关键。预防耳鸣的主要食物有紫菜、黑木耳、鱼、番茄、韭菜、牛奶等。紫菜是生活中常见的海产品，营养价值很高，多喝紫菜汤可以预防耳鸣。

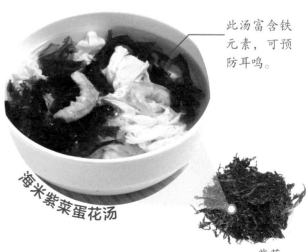

此汤富含铁元素，可预防耳鸣。

海米紫菜蛋花汤

紫菜

耳内长肉——体内热毒

耳内长肉是指耳窍内有小肉突出，形如樱桃，或如羊乳头，或如小蘑菇，或如枣核，头大蒂小。因其形状不一，故又有"耳痔"之称。

病因诊断

耳内长肉的病因以肝胆热毒为多，另外脾肾两虚、气滞血瘀也会导致耳内长肉。

注意辨别耳肉颜色

通过观察耳肉的颜色可以辨别病因，耳肉鲜红者，多属于肝胆热毒；耳肉淡红者，色泽不鲜艳，多属于脾肾两虚；耳肉暗红者，多属于气滞血瘀。

🔍 耳肉形状大小不一，色红无皮

肝胆蕴热所生的耳肉形状大小不一，色红无皮，常湿润，或有稀水溢出，或有脓液，或出血，触之疼痛，痛引颠顶，伴有耳鸣，头晕纳差，舌苔薄黄。这主要是由于耳为肝胆经脉所过，邪热结于肝胆，热毒上蒙清窍，气血受阻，凝聚于耳导致的。

肝胆热毒

脾肾两虚

邪毒久留

🔍 耳肉形小，色淡红，潮湿

脾肾两虚所生的耳肉形小，色淡红，潮湿，迁延日久，耳内稍痛，或有脓水流出，听觉差，伴有脘腹胀闷，腰膝酸痛，头晕目眩，便溏，溲清长，舌苔薄白。这主要是由于脾失健运，化源不足，肾气亦虚，耳为肾窍，脾肾两虚，则耳窍受邪，邪毒滞留、气血凝聚遂致耳内长肉。

🔍 暗红无华，触之疼痛

邪毒久留所生耳肉颜色暗红无华，触之疼痛，或出血，或有脓水流出，伴有听觉差，胃纳尚可，二便正常，舌质暗，舌苔薄。这主要是由于邪毒袭耳，迁延日久阻塞经络，气血阻滞不散，结聚而成。

日常调理

耳内长肉多由肝胆热毒引起。肝火旺盛，多因情志不遂、郁而化火、嗜食肥甘油腻而化火，或其他脏火累及肝脏所致，调理以清肝泻火为主要原则。

穴位疗法

按摩颅息穴具有通窍聪耳、清热降浊的功效，经常按摩可清除体内热毒，对头痛、耳鸣、耳聋、中耳炎等都有明显的缓解作用。

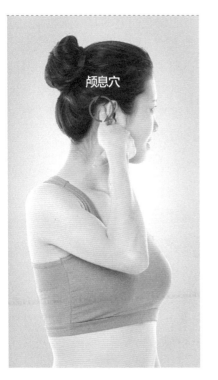

颅息穴

用拇指指腹按摩颅息穴 1~3 分钟，坚持按摩可改善症状。

中药调理

柴胡清肝饮 山丹皮、当归、黄芩、白芍、山栀子、钩藤（后下）各 10 克，柴胡、青皮、甘草各 6 克。水煎服。此方剂具有清泻肝火的功效，适用于肝胆热毒型患者。

参苓白术散 此方剂具有益气健脾、渗湿止泻的功效，适用于脾肾两虚型患者。

桃红四物汤 白芍、当归、桃仁各 9 克，川芎、红花各 6 克，熟地黄 12 克。水煎，去渣，取汁，温服。此方剂具有活血化瘀的功效，适用于邪毒久留型患者。

饮食调理

耳内长肉饮食调理的关键是清肝泻火。清肝泻火的食物有雪梨、绿豆、苦瓜、菊花等。雪梨有较好的清热效果，可以止渴、止咳、化痰、清热，肝火大的人可每天吃一个雪梨以润燥清热。

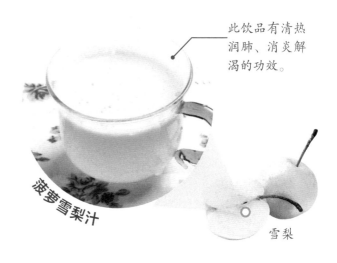

此饮品有清热润肺、消炎解渴的功效。

菠萝雪梨汁

雪梨

耳内流脓——火热上扰

耳内流脓是指耳内流出脓液，其色或黄或青，其质或稠或稀。

病因诊断

现代医学认为，耳内流脓多为中耳炎的表现。中医认为，耳内流脓主要是因为体内有热导致的，具体表现有风热上扰、肝胆湿热和虚火上炎等几种情况。

🔍 耳剧痛，流脓后疼痛缓解

风热上扰会引起耳内疼痛胀闷、跳痛或锥刺状痛。剧痛后，耳内流脓，疼痛缓解，伴有听觉差，头痛，发热，恶风，鼻塞流涕。这主要是因风热邪毒侵袭，传热入里，熏蒸耳窍，火热搏结所致。

根据脓液辨疾病

外耳道炎会有水样分泌物，外耳道疖破溃后，有少量血脓性分泌物流出；急性中耳炎鼓膜穿孔后，会有较多的黏性或黏脓性分泌物流出；慢性中耳炎病变局限于中耳黏膜时，分泌物多呈黏脓性，无臭味。

风热上扰

肝胆湿热

肾阴虚损

🔍 发作急，耳痛重，脓出痛减

肝胆湿热引起的耳内流脓发作急骤，耳痛重，脓出痛减，伴有发热，口苦，咽干，头痛，便干溲赤，耳脓黄稠，舌苔黄腻等症状。这主要是因湿热之邪蕴结，循足少阳胆经上扰，湿热搏结所致。

🔍 时作时辍，脓包清稀无味

肾阴虚损引起的耳内流脓，时间长久，时作时辍，脓包清稀无味，伴头晕，耳鸣，耳聋，口干心烦，面色潮红且有低热，舌质红。这主要是因肾精虚损，不能制阳，虚火上炎，循经上蒸于耳所致。

日常调理

耳内流脓以耳朵炎症居多，尤其是发生中耳炎的时候。中医认为，这种情况主要是肝胆湿热造成的，调理应以清热利湿为主要原则。

穴位疗法

按摩耳门穴具有降浊升清的功效，可以有效缓解耳朵流脓，还可缓解重听、耳鸣、耳道炎。长期按摩此穴，对上牙疼痛、耳聋等也有很好的改善作用。按摩听宫穴具有聪耳开窍的功效，还可以有效缓解中耳炎、耳鸣、耳聋、外耳道炎等耳部病症。

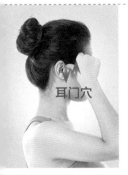

耳门穴

1. 用拇指指腹在耳门穴上下摩揉2~3分钟。

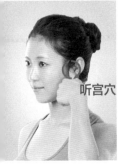

听宫穴

2. 用拇指指腹按揉听宫穴2~3分钟。

中药调理

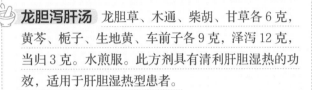

桑菊饮 桑叶7.5克，菊花3克，杏仁、桔梗、芦根各6克，连翘5克，薄荷、甘草各2.5克。水煎服。此方剂具有疏风清热的功效，适用于风热上扰型患者。

龙胆泻肝汤 龙胆草、木通、柴胡、甘草各6克，黄芩、栀子、生地黄、车前子各9克，泽泻12克，当归3克。水煎服。此方剂具有清利肝胆湿热的功效，适用于肝胆湿热型患者。

知柏地黄丸 现有非处方中成药，含有知母、熟地黄、黄柏等中药成分。此方剂具有滋阴清热的功效，适用于肾阴虚损型患者。

饮食调理

耳内流脓饮食调理的关键是清热利湿。清热利湿的食物主要有菊花、荷叶、芹菜、荠菜、薏苡仁等。菊花可以清热降火，对口干、火旺、目涩，或由风、寒、湿引起的疾病均有一定的效果。

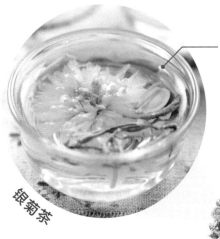

此茶可用于改善化脓性中耳炎。

银菊茶

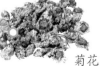

菊花

耳朵流血——肝火上升

耳朵流血，即耳窍出血。《冯氏锦囊》中说："耳中出血，少阴火动所致。"李东垣说："耳中无故出血，名曰耳衄。乃肝肾相火上逆，迫血而衄。"

病因诊断

耳朵流血均为火旺上扰，迫血妄行而致，但又有虚实之分。肝火上逆耳朵流血为实火，阴虚火旺耳朵流血为虚火，两者在症状发作的缓急程度、全身表现、耳窍局部肿痛与否和出血量多少等方面有所不同。

耳朵流血可能是中耳炎的征兆

现代医学认为，耳内流血兼有黄脓，很有可能是得了急性化脓性中耳炎，是病菌进入鼓室引起的鼓室黏膜炎症，是在急性上呼吸道感染、急性传染病和在污水中游泳或跳水、擤鼻或鼻腔治疗之后病菌进入引起的。

🔍 耳朵突然流血，量较多，耳朵疼痛

肝火上逆会使耳朵突然流血，量较多，耳朵疼痛，伴有心烦易怒，或胸胁胀满，口苦，目赤，舌质红。此症状属于实火，多因七情过激，肝失条达，气郁化火，循经上扰耳窍，迫血妄行，致血从耳中流出。

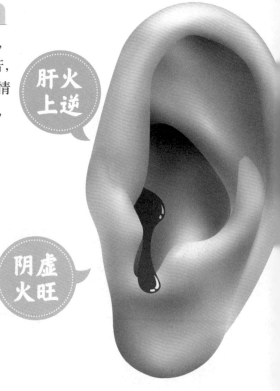

肝火上逆

🔍 血从耳朵缓缓流出，量不多

若体内阴虚火旺，血从耳朵缓缓流出，时作时止，量不多，伴有头晕目眩，心悸耳鸣，腰膝酸软，舌质红等症状。这是虚火，主要是由肾阴不足，水不济火，相火上炎，迫血妄行所致。

阴虚火旺

日常调理

　　肝火上逆型耳朵流血为实火，调理以凉血止血为主；阴虚火旺型耳朵流血为虚火，调理应以滋阴清热为主。

穴位疗法

　　按摩太冲穴有清热平肝、理血通络的功效，对预防耳朵流血有很好的疗效。长期按摩太冲穴，还能对头晕、失眠、高血压有很好的调理和缓解作用。孔最穴是手太阴肺经上的重要穴位之一，按摩该穴有清热、理气、止血的作用。按摩涌泉穴，可以滋阴降火，缓解阴虚火旺型耳朵流血。

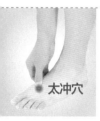

1. 用拇指指腹点按太冲穴 2~3 分钟，以有酸胀感为度。

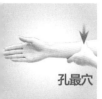

2. 用拇指用力按压孔最穴1分钟。

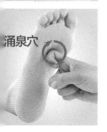

3. 用食指关节点揉涌泉穴1分钟。

中药调理

犀角地黄汤 犀角（水牛角代）30 克，生地黄 24 克，芍药 12 克，牡丹皮 9 克。水煎服。此方剂具有清热解毒、凉血散瘀的功效，适用于肝火上逆型患者。

知柏地黄丸 现有非处方中成药，含有知母、熟地黄、黄柏等中药成分。口服。1 次 8 丸，每日 3 次。此方剂具有滋阴降火的作用，还可以止痛、镇静、消炎，适用于阴虚火旺型患者。

饮食调理

　　对于虚火引起的耳朵流血，可选择银耳、蜂蜜、莲子、鸭肉、菊花、冬瓜等食物滋阴降火。对于实火引起的耳朵流血，可选择一些药物，如牛黄解毒片等清热降火、解毒。

鸭肉和冬瓜都是性寒之物，同煮具有清热解毒的功效。

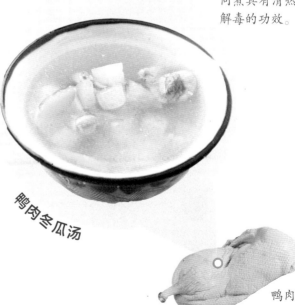

鸭肉冬瓜汤

鸭肉

耳聋——耳部疾病

耳聋是听觉传导器质性或功能性病变导致不同程度听力损害的总称，程度较轻的耳聋有时也称"重听"，明显影响正常社交的听力减退称为"耳聋"。

病因诊断

耳聋是由多种原因引起的，外耳、中耳、听觉中枢、听神经、耳蜗等病变都会引起耳聋，具体病因还要结合其他症状来判断分析。

耳聋的常见类型

传导性耳聋是由外耳及中耳病变引起的听觉障碍。感觉神经性耳聋是由耳蜗或听觉神经系统损害引起的听力障碍。混合性耳聋是由外耳、中耳、听觉中枢、听神经、耳蜗等病变导致的听力障碍，为传导性耳聋与感觉神经性耳聋并存。

🔍 传导性耳聋

先天性疾病和后天性疾病都易导致传导性耳聋。先天性疾病，如外耳道闭锁，但鼓膜、听骨、蜗窗、前庭窗和鼓室的发育正常；后天性疾病，如中耳炎、外耳道异物、耵聍栓塞、炎性肿胀、肿瘤阻塞、外伤性疤痕闭锁、鼓膜炎、外伤性鼓膜穿孔等，以及由周围器官或组织侵入中耳的良性或恶性肿瘤。

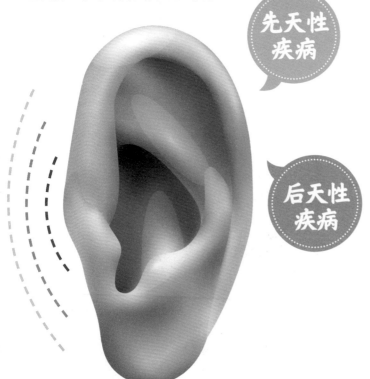

先天性疾病

后天性疾病

🔍 感觉神经性耳聋

后天引起的一些耳部疾病不仅可导致中耳炎而使听力减退外，还会侵犯内耳及其传入径路，造成感觉神经性耳聋。此类疾病包括各种急慢性传染性疾病的耳并发症，如流行性脊髓膜炎、流行性乙型脑炎、麻疹、猩红热、风疹等。此外，药物或化学物质中毒、颞骨骨折、听觉外伤、听神经瘤、颅脑外伤以及脑血管痉挛等也是引起感觉神经性耳聋的主要因素，而老年性耳聋多属于此类。

第六章

鼻诊：鼻子是脏腑的缩影

鼻部位于面部中央，集五脏之精气，并且，作为胚胎时期较早成形的器官，鼻从形态到颜色都反映了内在脏腑的健康状况，所以可以通过观察鼻的色泽、形态变化等来诊断疾病，确定其预后。

鼻根 鼻窦炎 鼻梁 流鼻血 鼻孔 鼻息肉 鼻翼 鼻尖 流鼻涕

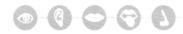

鼻子的形态特征

鼻子位于面部中央，向前隆起呈长三角形锥体状，对容貌起重要作用。

鼻子在形态上，个体差异较大，因种族不同也会有很大的差异。中国人颜面较纤巧，男性以鼻梁近似笔直为美，女性以鼻梁微呈凹弧、鼻尖微翘为美。

鼻子的形态主要由外鼻决定，外鼻呈锥体形，分为鼻根、鼻梁和鼻尖三部分。鼻根部分是由两块鼻骨和上颌骨鼻突构成；鼻梁部分位于鼻根部和鼻尖部中间，由两块鼻软骨构成；鼻尖部主要由两块鼻翼软骨构成。正常人的鼻子大小适中，鼻梁直，外观漂亮，呈隐隐的红黄色，较明润。在医学理论上，可依鼻子的形态来判断一个人的身体状况，一般来说，只要鼻子的外形端正，没有异常颜色，没有明显的畸形，都是正常、健康的表现。

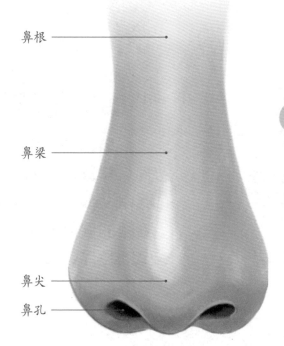

鼻根

鼻梁

鼻尖

鼻孔

鼻子结构图

鼻与脏腑关系密切

　　鼻诊通过观察鼻子的色泽、形态变化以及呼吸时的动态改变来诊断疾病，判断脏腑状况，是中医望诊的重要组成部分。

鼻为肺之窍

　　鼻为肺之窍，乃呼吸之门户。五脏之气，均达于鼻。在内，肺为五脏的华盖；在外，鼻为五官的华壁。《灵枢·五色》曰："五色决于明堂，明堂者鼻也。"说明鼻占主要位置，面色的变化取决于鼻。《素问·阴阳应象大论》曰："肺主鼻。"《黄帝八十一难经》认为："鼻者肺之候……足阳明胃之经络，循于鼻。"说明鼻与五脏的关系密切，内外相应。鼻部位于面部正中，集五脏之精气，其根部主心肺，周围候六腑，下部应生殖。因此，鼻及四周的色泽，可以反映五脏六腑的变化，有助于诊断疾病的发展与转归。

鼻部与脏腑的对应关系

　　鼻是脏腑组织的缩影，各脏腑组织在鼻部都有一定的相应部位，如鼻尖反映脾的健康状况，鼻尖发红或有其他异常变化，可能是脾功能出现了问题。鼻子各部位与脏腑的对应分布如右图所示，这些部位系统地反映了各脏腑组织的生理、病理状况。

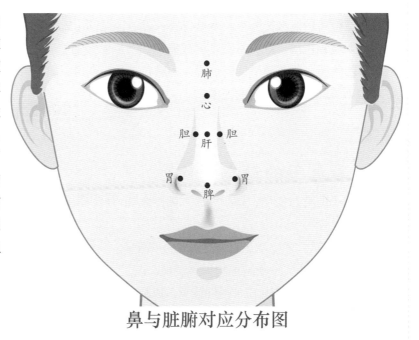

鼻与脏腑对应分布图

警惕鼻子发出的异常信号

人的鼻子形态各异，有的高，有的低，有的尖，有的圆，只要是端正挺直，且没有其他异物存在的就属于正常的鼻子。鼻子的形状、颜色可以反映人的健康状况，鼻子出现异常可能是疾病的外在表现。

☑ 看鼻子颜色

正常人的鼻子颜色明亮、红润，为健康色。若见鼻色晦暗、赤红、青紫等均为病色。

- **鼻头色赤：** 为肺脾实热，鼻头微赤为脾经虚热。
- **鼻孔发红：** 鼻孔内缘赤红，兼见鼻中隔溃疡，多患梅毒；鼻孔外缘红，是肠内有病的表现，可能肠内有寄生虫。此外，妇女鼻翼部发红，多为妇科疾病，如月经不调、闭经等。
- **鼻部色黄：** 表示里有湿热，若面目俱黄，可能是黄疸，多见于急性黄疸型肝炎。
- **鼻部色白：** 多见气血素虚，为贫血的表现；若鼻尖色白而有白色粟粒小突起，常有经期延后，经色淡而量少。
- **鼻头色青：** 是疼痛的征象，往往是腹部剧痛；若鼻尖色青而又有红色粟粒样小突起，表示肝胆火旺或下焦湿热，或内分泌失调。
- **鼻部色黑：** 是水气为患，多见胃病；男子鼻翼部出现黑色，下连人中，多见腹痛；妇女鼻翼色黑，则见月经不调或痛经；若鼻黑如烟熏者，表示病情危重。
- **鼻部色蓝：** 鼻尖部呈紫蓝色者，为患心脏病的征象；鼻子带有蓝色、棕色或黑色，则为脾脏和胰腺发病的征象。

☑ 看鼻子的动态变化

鼻子的动态变化，如流鼻涕、鼻出血等，可以反映内在的疾病。

- **经常流鼻涕：** 多提示患有慢性鼻炎或鼻窦炎。
- **鼻翼呼吸煽动：** 呼吸困难的一种表现，多见于肺炎、支气管炎、哮喘或感冒等疾病。
- **鼻出血：** 多见于高血压、慢性肾炎，以及一些出血性疾病，如血小板减少、坏血病等。

☑ 看鼻子形态

鼻子的形态变化也可以反映人的健康状况和遗传状况。一些人的鼻子与正常人有着明显的形态差异，这些都是疾病的外在表现，应引起注意。

- **鼻梁塌陷：** 如果同时伴有眉毛脱落等症状，一般是严重麻风病的表现。
- **鼻梁溃烂：** 通常情况下是梅毒的表现。
- **鼻梁歪斜：** 多见于长期患有风湿病的患者。如果鼻梁向左偏，则是左半身风湿；如果鼻梁向右偏，则是右半身风湿；如果已经出现了鼻骨高低不平的现象，则说明脊柱已经受到了侵害。
- **鼻梁弯曲：** 多是遗传疾病的表现。
- **鼻子硬挺：** 可能是由于体内的胆固醇过高引起的，是动脉硬化的先兆。
- **鼻子红肿：** 如果同时有痤疮出现，则是血热或胃热的表现。
- **鼻子肿大：** 可能是心脏肿大的信号。
- **鼻子出现肿块：** 可能是胰脏或肾脏发生病变的信号。
- **鼻子上出现黑头或痤疮：** 这是乳类或油性食物摄入过多的表现。
- **鼻尖发硬：** 这是肝硬化的先兆。
- **鼻子小而鼻孔大：** 可能是鼻咽癌的征象。
- **双鼻孔大而引人注目：** 多见于体质偏弱者，这样的人容易患感冒、慢性咽炎和支气管炎等疾病。

☑ 看山根颜色

山根位于鼻根部。山根的色泽变化可以反映心气的存亡，山根色诊对于心脏及小儿临床观察很有价值。

- **山根色白：** 可能是心阳虚、心脏病的信号。
- **山根色青：** 可能是心血瘀阻的征兆，严重时会变成紫暗色。
- **小儿山根青灰：** 表示心阳不足。
- **小儿山根色青：** 可能会发生惊风。
- **小儿山根发暗：** 可能会出现厥气。

常见鼻部病症与调理

流鼻涕——体内有寒或热

鼻涕是鼻腔的一种正常分泌物，由鼻黏膜下面的鼻腺分泌，并透过鼻黏膜流入鼻腔。当人体发生病变时，鼻涕会不断地从鼻腔中流出，并且鼻涕的形态也会有所变化。临床通常将鼻涕分为清涕、白黏涕、黏脓涕、黄脓涕等多种。

看鼻涕情况 辨疾病

鼻涕呈清水状，一般是感冒初期或鼻炎症状；鼻涕呈黄脓状，可能是伤风感冒、鼻炎或鼻窦炎；鼻涕呈黏液状，可能是鼻炎；鼻涕呈微黄或淡绿色，多见于鼻窦炎；鼻涕带血，可能是变异性鼻窦炎。

病因诊断

流鼻涕的病因有寒热虚实的不同，比较常见的病因有风寒、风热、湿热、燥热、气虚等几种情况，可根据具体症状加以辨别。

🔍 鼻涕色黄，质稠量多，鼻塞

风热引起的流鼻涕，鼻涕色黄，质稠量多，鼻塞，伴有出汗，舌红，舌苔白等症状。这主要是外感风热所致。

🔍 鼻涕色黄，质稠量多，鼻塞

湿热引起的流鼻涕，鼻涕黄浊而量多，鼻塞较重，嗅觉差，伴口苦而黏，舌红，舌苔黄腻等症状。这主要是湿热之邪损伤脾胃，进而运化失司，湿热蕴阻鼻窍，蒸灼肌膜所致。

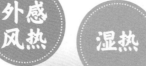

外感风寒　外感风热　湿热　气虚

🔍 鼻涕清稀而多，鼻塞，打喷嚏

风寒引起的流鼻涕，鼻涕清稀而多，鼻塞，打喷嚏，伴有头痛恶寒，咳嗽，舌淡，舌苔薄白等症状。这主要是外感风寒所致。

🔍 鼻涕清稀如水，鼻涕量多

气虚引起的流鼻涕，鼻涕清稀如水，日久则白黏不断，或时清时黄，或浅黄而臭，鼻塞，遇冷或接触某些过敏物而发作，伴有气短懒言，倦怠乏力，或脘闷纳呆，大便溏薄，舌质胖淡，舌苔薄白。

日常调理

鼻涕有湿润鼻腔并阻挡空气中的灰尘和细菌进入鼻腔的作用，与眼睛的泪液一样，都是人体不可或缺的。但鼻涕若流个不停，将会影响正常的生活和工作，所以应尽早调理。

穴位疗法

中医认为，经常按摩迎香穴，可缓解鼻部不适，改善流鼻涕、鼻塞等问题。按摩风池穴可以缓解感冒、头痛以及三叉神经痛等，还可以通络开窍，缓解流鼻涕的症状。

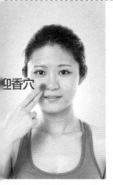

迎香穴

1. 用食指和中指叠加点按迎香穴30次，两侧交替进行。

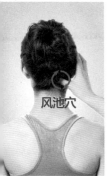

风池穴

2. 用拇指指腹按揉风池穴2~3分钟。

中药调理

荆芥防风散 荆芥穗、香附（去毛）各250克，炙甘草106克，甘菊花15克，川芎、白芷、羌活（去芦头）、防风各90克。以上药物捣为细末，炼蜜和匀，每1克做1个饼，每次服1个，细嚼，茶酒送下。此方剂具有疏风清热的功效，适用于风寒型患者。

薄荷桑叶汁 薄荷叶、桑叶各适量。桑叶加水煎煮10分钟，再放入薄荷叶继续煎煮1分钟，滤渣取汁即可。此方剂具有疏风散热的功效，适用于风热型患者。

藿胆丸 现有非处方中成药，含有藿香叶、猪胆粉等中药成分。口服。1次3~6克，每日2次。此方剂具有通窍清热的功效，适用于湿热型患者。

（李辅仁）益气通窍散 生黄芪、炙黄芪、炒白术、炒薏苡仁各15克，防风、辛夷、石菖蒲、白芷、川芎、黄芩、苍耳子、桔梗各10克，细辛3克。水煎服。此方剂具有补益肺脾、益气固表的功效，适用于气虚型患者，也可用于过敏性鼻炎的缓解期。

饮食调理

流鼻涕饮食调理时要分清证型。若鼻涕清稀，一般是受寒了，应多吃生姜、葱白、香菜、紫苏等。若鼻涕色黄且浓稠，一般是有肺热，应多吃芹菜、白菜、香蕉、冬瓜、茼蒿等。

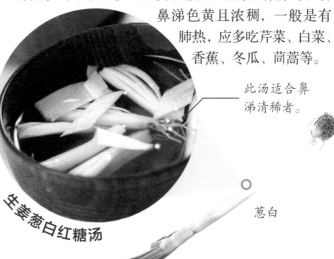

此汤适合鼻涕清稀者。

生姜葱白红糖汤

葱白

流鼻血——胃热炽盛

鼻出血又称"鼻衄"，是临床常见症状之一。流鼻血是由多种原因引起的，也可能是一些疾病发作的征兆，要引起注意。

病因诊断

流鼻血的病因比较多，可能是胃火或肝火旺引起的；也可能是鼻黏膜发炎引起的；劳累的时候也会导致流鼻血；一些全身性疾病，如血小板减少性紫癜等也会导致流鼻血的现象。

看鼻血辨疾病

鼻血呈鲜红色或暗红色，多为实证；血色清稀，则多为虚证；血色鲜红且量少，多是肺病的表现；血色鲜红且量多，则多是肝胃病变或外伤所致；血色淡红且量少，则多是脾虚气弱的表现。

🔍 鼻干燥疼痛，出血量多，色鲜红

胃火炽盛引起的流鼻血，鼻干燥疼痛，出血量多，色鲜红，伴有口渴欲饮，口臭，消谷善饥，大便秘结，小便黄，舌红苔黄等症状。这多是嗜酒或过食辛辣厚味，胃火内炽上扰迫血而出。

🔍 情绪激动，出血量多，色鲜红

肝火犯肺引起的流鼻血，由情绪激诱发，出血量多，色鲜红，反复发作，有心烦易怒，头胀痛，胸胁苦满，口苦干，目赤，小便黄，舌质红等症状。这要是情志不遂，肝郁化火，肝不藏血所致。

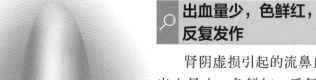

风热壅肺　胃火炽盛　肝火犯肺　肾阴虚损

🔍 鼻干燥疼痛，出血量少，色鲜红

风热壅肺引起的流鼻血，鼻干燥疼痛，出血量少，色鲜红，伴有发热，汗出，口渴，咽痛，咳嗽痰少，舌苔薄白而干等症状。这主要是风热郁于肌表，上扰鼻窍所致。

🔍 出血量少，色鲜红，反复发作

肾阴虚损引起的流鼻血出血量少，色鲜红，反复发作，伴有头晕目眩，口干口渴，心悸耳鸣，腰膝酸软，五心烦热，面色潮红，盗汗，舌质红等症状。这主要是由先天肾亏或劳损伤肾，阴虚火旺上逆迫血所致。

日常调理

一般情况下，鼻腔血管破裂产生流血并不需要特别治疗，若是身体有内热而导致鼻出血，可以通过饮食和穴位按摩来调理。

穴位疗法

迎香穴是关住鼻血的"闸门"，按摩此穴可缓解鼻出血，对鼻塞、鼻炎、面部神经麻痹等症也有疗效。合谷穴又被称为"虎口"，按摩此穴具有清热止痛的功效，可以有效缓解经常性牙痛、咽喉痛、鼻出血等症。当鼻出血时，通过按摩太溪穴可以引火归元、清热滋阴，起到止鼻血的作用。

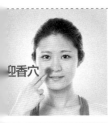
迎香穴

1. 用食指和中指叠加点按迎香穴 30 次，两侧交替进行。

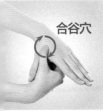
合谷穴

2. 用拇指指腹按揉合谷穴 1~3 分钟。

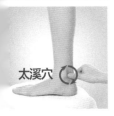
太溪穴

3. 用拇指指腹按揉太溪穴 2~3 分钟。

中药调理

桑菊饮 桑叶 7.5 克，菊花 3 克，杏仁、桔梗、苇根各 6 克，连翘 5 克，薄荷、甘草各 2.5 克。水煎，每天分 2 次服用。此方剂具有疏风清热、宣肺止咳的功效，适合风热壅肺型患者。

泻心汤 大黄 6 克，黄连、黄芩各 3 克，水煎服。此方剂具有泻火解毒、燥湿的功效，适用于胃火炽盛型患者。

犀角地黄汤 犀角（水牛角代）30 克，生地黄 24 克，芍药 12 克，牡丹皮 9 克。水煎服。此方剂为清热剂，具有清热解毒的功效，适用于肝火犯肺型患者。

生地二根饮 生地黄 10 克，鲜白茅根、鲜芦根各 30 克。水煎服，每日 1 剂。此方剂具有滋阴清热、凉血的功效，适用于肾阴虚损型患者。

饮食调理

流鼻血时饮食宜清淡，要注意补充有助于止血的维生素 A、维生素 E 和维生素 C 等，宜多食新鲜蔬菜及水果，如荠菜、芹菜、莲藕、柑、橙、橘、苹果、酸枣等。

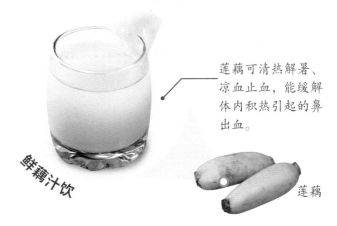

莲藕可清热解暑、凉血止血，能缓解体内积热引起的鼻出血。

鲜藕汁饮

莲藕

鼻子生疮——体内有火

鼻子生疮，是指鼻前孔附近皮肤红肿、溃烂、结痂、灼痒，有经久不愈、反复发作的特点。《医宗金鉴·外科心法要诀》中说："鼻疳者，因疳热攻肺而成，盖鼻为肺窍，故发时鼻塞赤痒疼痛，浸淫溃烂，下连唇际成疮，咳嗽气促，毛发焦枯也。"

病因诊断

鼻子生疮与肺、脾的关系密切，多因外感风热之邪，或因鼻炎有脓涕感染而致，或因小儿乳食不调，久病虫疾，致使脾胃不健，运化失职，湿浊内停，湿热上犯而致。

几种常见的鼻部疾病

鼻窍糜烂，鼻黏膜上出现暗红色的斑疹和杨梅痘，鼻梁垮塌，这是梅毒的信号；鼻头长痘是胃火大的表现；鼻头经常很红，称为"酒糟鼻"；鼻甲肥大，多是鼻炎、鼻窦炎、扁桃体炎等发展而来。

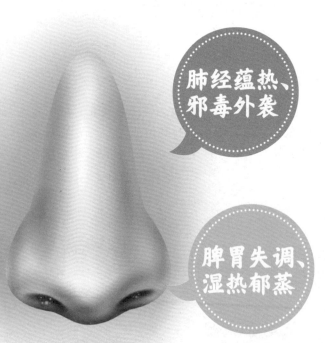

肺经蕴热、邪毒外袭

脾胃失调、湿热郁蒸

🔍 鼻前孔灼热干燥、微痒微痛

肺经蕴热会使鼻前孔灼热干燥、微痒微痛，皮肤出现粟粒状小丘，继而表浅糜烂，溢出少许黄色脂水或结有黄痂皮，周围皮肤潮红甚至皲裂，久则鼻毛脱落，全身一般无明显症状。这主要是素有蕴热，又受风热邪毒外袭，阻滞于鼻，熏灼鼻孔处肌肤所致。

🔍 鼻前孔肌肤糜烂、潮红焮肿

脾胃失调、湿热郁蒸会使鼻前孔肌肤糜烂、潮红焮肿，常溢脂水或结黄浊厚痂，痒痛，偶见皲裂出血，严重者可侵及鼻翼及口唇，鼻窍不通，言语不爽。这主要是饮食不节，脾胃失调，湿浊内生，郁而化热，湿热循经上蒸，壅结鼻窍，腐蚀肌肤所致。

日常调理

生活中经常会有鼻子生疮的时候，有时会同时出现口鼻生疮。这种情况说明体内有热，也就是人们常说的"上火"。除了清热以外，尤其要注意清淡饮食，不宜吃辛辣刺激性食物。

穴位疗法

按摩通天穴具有清热除湿、通窍止痛的功效，可以缓解鼻疮。太冲穴作为足厥阴肝经的腧穴，肝之原穴，不论是肝火、肝阳、肝气、肝风，皆可取其泻之、平之。五行之中胃为阳土，若是过多食用辛辣温热之品，容易造成胃火炽盛，引发鼻子生疮症状，此时就可按摩内庭穴，引火下泻，以降胃气。

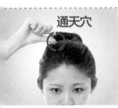

通天穴

1. 用拇指或中指指腹按揉通天穴1~2分钟。

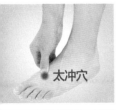

太冲穴

2. 用拇指指腹点按太冲穴2~3分钟，以有酸胀感为度。

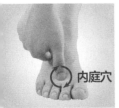

内庭穴

3. 用拇指指腹按揉内庭穴2~3分钟。

中药调理

黄芩汤 黄芩9克，芍药、炙甘草各6克，大枣12枚。水煎服。此方剂具有清热泻肺、疏风解毒的功效，适用于肺经蕴热、邪毒外袭型患者。

萆薢渗湿汤 萆薢、薏苡仁、滑石各30克，赤茯苓、黄柏、丹皮、泽泻各15克，通草6克。此方剂具有清热利湿的功效，适用于脾胃失调、湿热郁蒸型患者。

饮食调理

鼻子生疮的饮食调理以清热降火为主。可选择荸荠、苦瓜、雪梨、柚子、白萝卜、银耳等食物滋阴润肺、益胃生津。雪梨可与银耳搭配做成银耳雪梨汤。

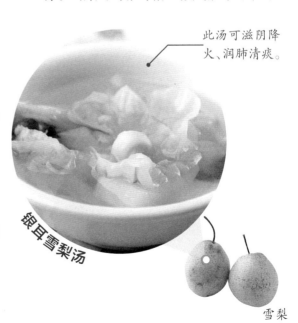

此汤可滋阴降火、润肺清痰。

银耳雪梨汤

雪梨

鼻息肉——体内湿热

鼻息肉又称"鼻痔"，是指以鼻塞日久，鼻窍内见有表面光滑、触之柔软而不痛的赘生物为主要表现的鼻部疾病。其状若葡萄，光滑柔软，带蒂而可活动。

病因诊断

鼻息肉是鼻部常见疾病，与病原微生物、遗传因素、免疫机制和解剖等因素有关。

鼻息肉不是肿瘤

鼻息肉是赘生于鼻腔或鼻窦黏膜上的突起肿块，其外观很像肿瘤，但不是真正的肿瘤，而是鼻腔和鼻窦黏膜极度肥厚水肿形成的。

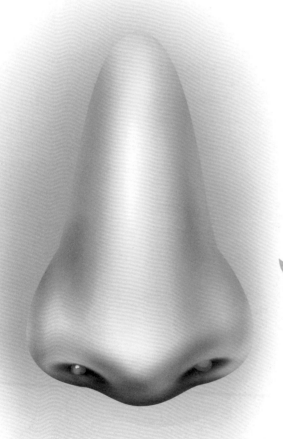

🔍 鼻息肉淡红，流黄涕

肺经湿热会使鼻息肉淡红，鼻塞嗅减，流黄涕，大便黏滞，舌尖红，苔黄腻。这主要是平时喜欢吃肥甘厚味，致使湿热内生，上蒸于肺胃，结滞鼻窍所致。

肺经湿热

寒湿凝聚

🔍 鼻息肉色白透明，流清涕

寒湿凝聚会使鼻息肉色白透明，鼻塞嗅减，流清涕，畏风寒，舌质淡，苔白腻。这主要是素体卫阳不足，易感寒湿之邪，使寒湿凝滞所致。

日常调理

鼻息肉多因肺经湿热，壅结鼻窍所致，所以在调理方面宜清肺祛湿。另外，鼻息肉与鼻炎、鼻窦炎关系密切，所以要预防鼻炎、鼻窦炎的发生。

穴位疗法

按摩上星穴既可清泻督脉之热，又能使清阳之气上升，还具有清邪热、利鼻窍、宁络止血的作用，能够收缩鼻黏膜血管，是缓解鼻部疾病的要穴。按摩迎香穴能够疏散风热、通利鼻窍，可以缓解鼻息肉引起的鼻塞嗅减的症状。

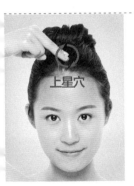
上星穴

1. 用中指、食指指腹按揉上星穴1~3分钟。

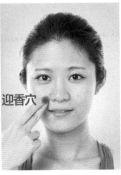
迎香穴

2. 用食指和中指叠加点按迎香穴30次，两侧交替进行。

中药调理

辛夷清肺饮 辛夷1.8克，黄芩、山栀、麦冬、百合、石膏、知母各3克，甘草1.5克，枇杷叶3片（去毛），升麻0.9克。以上药物用水400毫升，煎至320毫升，饭后服用。此方剂具有清肺通窍的功效，适用于肺经湿热型患者。

温肺止流丹 诃子、甘草各3克，桔梗9克，石首鱼脑骨（煅存性，为末）15克，荆芥、细辛、人参各1.5克。此方剂具有温补肺脏、疏风散寒的功效，适用于寒湿凝聚型患者。

饮食调理

鼻息肉的饮食调理以清肺祛湿为主。清肺祛湿的食物主要有芹菜、白扁豆、薏苡仁、绿豆、冬瓜等。此外，可多吃水果、蔬菜，以及动物的肝脏等食物补充身体所需的营养。

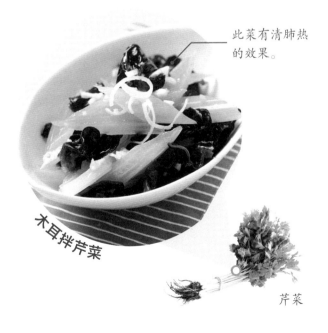

此菜有清肺热的效果。

木耳拌芹菜

芹菜

鼻窦炎——脏腑有热

鼻窦炎，中医称为"鼻渊"，是以鼻流浊涕，如泉下渗，量多不止为主要特征的鼻病，常伴头痛、鼻塞、嗅觉减退，鼻窦区疼痛，久则虚眩不已，是鼻科常见病、多发病之一。

病因诊断

本病有实证与虚证之分，实证多由外邪侵袭，导致肺、脾胃、肝胆的病变而发病；虚证多因肺脾气虚，邪毒久困，凝聚鼻窍而致。

头痛可能是鼻窦炎的征兆

如果你长期觉得早上起床后头痛不止，你有可能是患上了鼻窦炎。鼻窦炎会导致头痛、头昏脑涨、失眠健忘、心烦意乱、容易发脾气，如果你有这些症状，要及时去医院检查，以免影响工作和学习。

🔍 鼻塞重而持续，鼻涕黄浊而量多，头昏闷

鼻塞重而持续，鼻涕黄浊而量多，嗅觉减退，头昏闷，倦怠乏力，纳呆食少，小便黄赤。饮食失节，过食肥甘煎炒、醇酒厚味，会导致脾胃湿热、邪毒循经熏蒸鼻窍而发为此病。

🔍 稍遇风冷则鼻塞加重

鼻塞或重或轻，鼻涕黏白，稍遇风冷则鼻塞加重，鼻涕增多，喷嚏时作，嗅觉减退，头昏、头胀、气短乏力，面色苍白，自汗畏风寒。久病体弱，或病后失养，致肺脏虚损，邪滞鼻窍而发为此病。

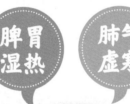

脾胃湿热

肺气虚寒

肺经风热

脾胃虚弱

🔍 鼻塞，鼻涕量多而白黏或黄稠，头痛

鼻塞，鼻涕量多而白黏或黄稠，嗅觉减退，头痛，可兼有发热恶风，汗出，或咳嗽，痰多。起居不慎，冷暖失调，或过度疲劳，风热袭表伤肺，邪热循经上壅鼻窍而发为此病。

🔍 鼻涕白黏或黄稠，量多

鼻涕白黏或黄稠，量多，嗅觉减退，鼻塞较重，食少纳呆，便溏，脘腹胀满，肢困乏力，面色萎黄，头昏重，或头闷胀。久病失养，或疲劳思虑过度，损及脾胃，鼻窍失养，湿浊内生，困聚鼻窍而发为此病。

日常调理

鼻窦炎对身体的危害很大，可引起头痛、头昏脑涨、失眠健忘、心烦意乱、容易发脾气，若孩子患上鼻窦炎，容易导致学习成绩逐步下降、困倦淡漠、注意力不集中等。所以，要积极预防并进行调理。

穴位疗法

按摩印堂穴可温阳散寒、通鼻开窍。按摩迎香穴可散风清热、宣通鼻窍。按摩合谷穴可缓解鼻塞症状。

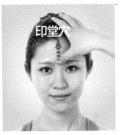
印堂穴

1. 用拇指指腹按于印堂穴，自下而上推抹约1分钟。

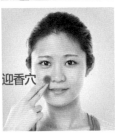
迎香穴

2. 用食指和中指叠加点按迎香穴30次。

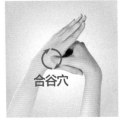
合谷穴

3. 用拇指指腹按揉合谷穴3~5分钟。

中药调理

银翘散 现有非处方中成药，由金银花、连翘、薄荷、荆芥、牛蒡子、桔梗、淡竹叶、芦根、甘草组成，具有辛凉透表、清热解毒的功效，可缓解肺经风热引起的鼻塞、流涕的症状。

甘露消毒丹 滑石450克，黄芩300克，茵陈330克，石菖蒲180克，川贝母、木通各150克，藿香、连翘、白豆蔻、薄荷、射干各120克。散剂，每次服6~9克；丸剂，每次服9~12克；汤剂，水煎服，用量按原方比例酌定。此方剂具有清脾泻热、利湿通窍的功效，可缓解脾胃湿热引起的急性鼻窦炎。

温肺止流丹 诃子、甘草各3克，桔梗9克，石首鱼脑骨15克（煅过存性，为末），荆芥、细辛、人参各1.5克。此方剂具有温补脾肺、祛风散寒的功效。适用于肺气虚寒引起的鼻窦炎。

参苓白术散 现有非处方中成药，由白扁豆、白术、茯苓、甘草、桔梗、莲子、人参、砂仁、山药、薏苡仁组成。口服。1次6~9克，1日2~3次。此药剂具有补脾胃、益肺气，适用于脾胃虚弱引起的鼻窦炎。

日常护理

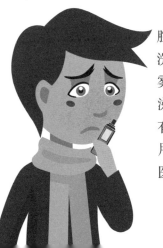

患鼻窦炎后可进行鼻腔冲洗。鼻腔冲洗主要有盥洗法和喷雾法，儿童适合喷雾法。患者可在鼻塞、有脓涕时，每日冲洗鼻腔1~2次，有利于鼻腔通气。要注意使用正确的冲洗方法，尽量在医生的指导下使用。

嗅觉减退——身体异常或疾病

人的嗅觉非常灵敏，可以敏锐地觉察出各种物质发出的气味，这样人们才可以适应周围的生活环境。一般情况下，当人体内部出现异常不适或者疾病时便会连带嗅觉功能受损，出现嗅觉障碍、嗅觉减退，甚至嗅觉退化损失。如果这些不适和疾病经治疗好转，嗅觉又可逐渐恢复正常。

病因诊断

嗅觉障碍者在生活和工作中常感诸多不便，每个人都应该警惕平时的嗅觉迟钝现象。一般而言，影响嗅觉的疾病包括以下几种。

🔍 鼻腔疾病

引起嗅觉下降及丧失较为常见的鼻腔疾病有鼻腔血管瘤、急慢性鼻窦炎、高位的鼻中隔偏曲及其他鼻腔良性恶性肿瘤等。随着疾病的治愈，有些人的嗅觉可以恢复到患病以前的状态。

🔍 呼吸系统疾病

呼吸系统疾病会对嗅觉造成一定影响，如上呼吸道病毒感染，会使嗅觉神经受到感染，也会导致嗅觉丧失。

其他疾病也易引起嗅觉减退

嗅觉减退还可能是由颅脑中枢性疾病引起的，如脑膜炎、脑脓肿、脑外伤、脑肿瘤等，因病变损害了嗅觉中枢而致病。这类神经性失嗅较少见，治疗起来也较困难，因此不容忽视。

🔍 鼻外伤

鼻外伤是引起嗅觉减退很常见的原因，因为鼻子被撞击导致骨折、水肿或脱位，会损伤嗅神经。

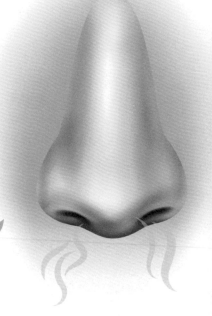

第七章

舌中

淡白舌

舌脉

舌诊：舌头是身体的全息元

舌边

齿痕舌

舌诊是学习中医必须掌握的一种辨证方法，在舌诊中，尤其以舌苔为重。从中医理论来说，观舌色可知疾病的性质、正气的虚实；看舌苔可辨邪气的深浅、胃气的存亡；再审其润燥，可验六淫病邪的变化、机体津液的损伤。

舌根

红舌

舌尖

舌苔

青紫舌

舌的形态特点

　　正常舌头的形态是舌体柔软、活动自如、颜色淡红，舌苔厚薄均匀，白苔。舌头可以划分为舌尖、舌中、舌根和舌边四个部位。了解舌头形态结构，可以帮助我们更好地学习舌诊。

　　舌分上、下两面，舌的上面称为"舌背"，下面称为"舌底"。舌背上"人"字状的界沟将舌分为前 2/3 的舌体和后 1/3 的舌根。舌体前端较为狭窄处称为"舌尖"；舌体的中间部分称为"舌中"；舌体后部、"人"字状界沟之后的部分称为"舌根"；舌的两边部分称为"舌边"。舌体的正中有一条纵行的沟纹，称为"舌正中沟"。正常情况下，伸舌时看到的是舌体，这是舌诊的主要部位。

　　舌底的正中有一条纵行的黏膜皱襞，从舌的下面连接于口腔底的前部，称为"舌系带"。在舌系带两侧各有一条平行的锯齿状小皱襞，称为"伞襞"。在舌系带与伞襞之间，隐约可见淡紫色的舌下静脉，简称"舌脉"。

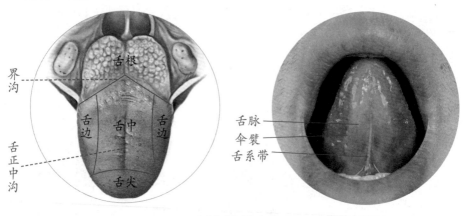

舌的结构图

舌与脏腑关系密切

中医认为，舌为心之苗窍，人体有很多经络与之相通，故人体的经络脏腑、营卫气血、表里阴阳、寒热虚实的病情变化，皆可形成于舌。舌苔乃胃气所熏蒸，表现于舌黏膜，五脏皆禀气于胃，故可借以诊五脏之寒热虚实。舌诊主要根据舌及苔之形状、色泽、润燥等方面的变化，辨别病邪之性质，区分卫气营血之证候类型，判断津液之存亡。

中医一般将整个舌体分为四个部位：舌尖、舌中、舌边和舌根。舌的主要功能是感受味觉、调节声音、搅拌食物、协助吞咽等。同时，舌的不同部位分别对应着不同脏腑：舌尖属心肺，反映心肺病变；舌中属脾胃，反映脾胃病变；舌边属肝胆，反映肝胆病变；舌根属肾，反映肾和膀胱病变。

❶ 舌尖对应心肺

舌尖与心肺的关系非常密切。中医认为"舌为心之苗窍"，即舌尖是心的功能及有关状况的外在表现，心的虚实和病变，能够从舌头上反映出来。舌尖还能反映肺的状况，中医中，肺的概念比较广，包含整个呼吸系统、鼻和皮肤等。

❷ 舌中对应脾胃

中医中的脾胃并不单指脾脏和胃，不仅涵盖了现代医学的消化系统，并且与神经系统、内分泌系统、免疫系统、运动系统也有一定的联系。脾胃有消化食物并从中吸收营养物质的功能，若舌苔中部较厚，说明脾胃消化不好。

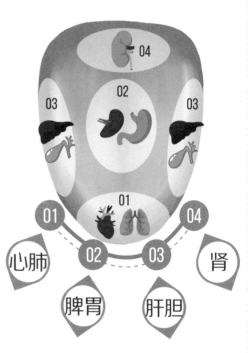

❸ 舌边对应肝胆

肝胆是人体的重要脏器之一，司理周身气血的调节、胆汁的分泌与排泄、肌肉关节的屈伸、情绪的变化等。另外，自主神经的调节、大脑及周围神经系统、眼睛以及视神经等都与肝胆的功能相关，若舌边肿胀，可能是肝气不舒的表现。

❹ 舌根对应肾

中医里的肾，并不是单指肾脏，而是对整个内分泌系统、生殖系统及部分骨骼系统等形态与功能的概括。肾的功能主要体现在泌尿系统、牙齿、骨骼和毛发等方面。

警惕舌头发出的异常信号

正常人舌象的特点是舌色淡红而鲜明，舌苔薄白，舌体扁平，大小适中，柔软而活动自如，舌面滋润，味觉正常。舌正中沟不甚明显，舌根部的舌苔稍微增厚。这种舌象显示人体各系统功能处于非常协调的生理状态。如果舌头特别红或舌苔特别厚，这都是异常舌象，需要提高警惕并及时调理身体。

淡白舌

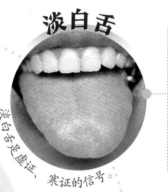

淡白舌是虚证、寒证的信号。

- **舌象特征：** 舌色较正常人颜色较浅，甚至全无血色。

- **舌象诊断：** 淡白舌属于机体虚证、寒证之舌象，改善舌色的重点是补虚祛寒，益气生血。舌质淡白而胖嫩，是阳气虚衰所致；舌质淡白而瘦小，是气血亏虚所致。

☑ 看舌的颜色

正常舌质的颜色呈淡红色，不深不浅。当患病时，血液的成分或浓度有所改变，舌的色泽也会发生变化。

红舌

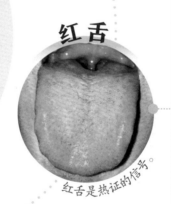

红舌是热证的信号。

- **舌象特征：** 舌色鲜红，同正常舌颜色相比较深。

- **舌象诊断：** 红舌主热证，因血得热则行，热盛则气血沸涌，舌体脉络充盈，故舌色呈鲜红。舌尖红，有芒刺，表示心火上炎；舌色较红，舌苔黄且干燥，表示内有实热；舌体红并且舌苔少或者无苔，表示阴虚内热。

绛舌

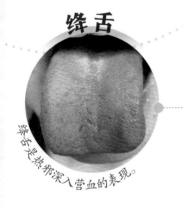

绛舌是热邪深入营血的表现。

- **舌象特征：** 舌色为深红色，且隐隐透出紫色，多由红舌发展而来。

- **舌象诊断：** 绛舌是热邪深入营血的表现。绛舌颜色越深，表明邪热越重。舌体由淡红转为红绛，提示热势渐增，病情加重；舌色红绛而舌体干燥，有芒刺或者裂纹，为内热炽盛，热入营血；舌色红绛，而舌面无苔且光滑，为胃肾阴液枯竭之危候。

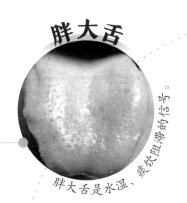

胖大舌

胖大舌是水湿、痰饮阻滞的信号。

● **舌象特征：** 舌体比正常舌头大而厚，伸舌满口，舌肌迟缓。

● **舌象诊断：** 胖大舌主要由水湿、痰饮阻滞所致。若舌淡白胖嫩，舌苔水滑，属脾肾阳虚，津液不化，以致积水停饮；若舌淡红或红而胖大，伴黄腻苔，多是脾胃湿热与痰浊相搏，湿热痰饮上溢所致。

☑ **看舌的形态**

舌的形态，包括舌形和舌态两个方面。正常人舌的形态应该是柔软灵活，不胖不瘦。当患病时，舌的形态也会发生变化。

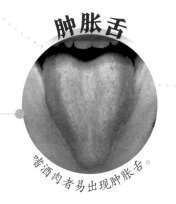

肿胀舌

嗜酒肉者易出现肿胀舌。

● **舌象特征：** 肿胀舌不同于胖大舌，表现为舌体肿胀，严重者甚至无法缩回口中。

● **舌象诊断：** 肿胀舌主要是由于痰、湿、热、毒之邪蕴结形成的，多出现在嗜酒肉者身上。由于进食过多，尤其是摄取了过多的脂肪、糖和蛋白质，而使代谢失常，废物蓄积体内，导致内脏充血水肿，因而在舌黏膜上出现相应的病理特征，形成肿胀舌。

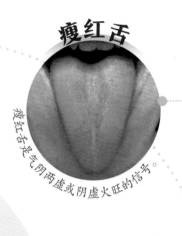

瘦红舌

瘦红舌是气阴两虚或阴虚火旺的信号。

● **舌象特征：** 舌体较正常舌扁薄而瘦小，色红。

● **舌象诊断：** 瘦红舌主要是气阴两虚或阴虚火旺造成的。热邪侵袭机体，身热日久不退，热则血流加速，而舌色鲜红；热久则津液损伤，营养被耗，机体组织供养不足，而致舌肌和舌黏膜生长不良，萎缩，舌体亦随之瘦薄。也有部分患者因患各种慢性消耗性疾病而导致体内营养物质过度耗伤，从而出现此舌象。

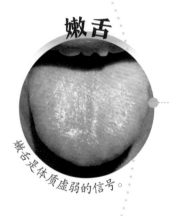

嫩舌

嫩舌是体质虚弱的信号。

● **舌象特征：** 舌体柔软，舌质纹理细腻，舌面光洁滋润，好像幼儿皮肤一样浮胖娇嫩。

● **舌象诊断：** 嫩舌是体质虚弱的一种表现。内脏功能衰弱，营养代谢功能低下，机体抵抗能力差或者体质虚弱的亚健康人群经常出现这种舌象。还可见于长期慢性疾病缠身，或患急性感染性疾病后，元气大伤后尚未恢复的患者。

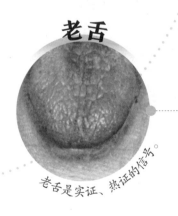

老舌

老舌是实证、热证的信号。

● **舌象特征：** 舌体坚敛苍老，舌质纹理粗糙，舌色较暗。

● **舌象诊断：** 老舌因热邪亢盛，气血壅实于上，正邪剧争，致使形色坚敛。因此，老舌不论见于何种苔色都是实证、热证的表现。舌青而苍老，是肝胆邪盛；黄而苍老，是脾胃两经邪盛；绛而苍老，是心与小肠邪盛；白而苍老，是肺与大肠邪盛；黑而苍老，是肾与膀胱邪盛。

● **舌象特征：** 舌苔颜色为白色。根据舌苔的湿润度、薄厚，可以分为薄白苔、白滑苔、白干苔、白积粉苔、白厚腻苔等类型。

● **舌象诊断：** 白苔一般提示表证、寒证。舌苔薄白为正常舌苔或表示表证初起；舌苔薄白而润滑，为里寒证、寒湿证；舌苔白而干燥，满布舌上，如白粉堆积，说明身体情况恶化，可能出现发炎或化脓等情况；舌苔厚白而腻，为湿浊、痰饮、食积。

白苔

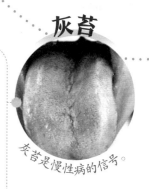

白舌是表证、寒证的信号。

● **舌象特征：** 舌苔颜色为黄色，有淡黄色、深黄色、焦黄色之分，多分布于舌根及舌中，亦可满布全舌。

● **舌象诊断：** 黄苔主里证、实证、热证，在脾胃热病中较常见。黄色越深，表示邪热越重。淡黄苔又称"微黄苔"，主热轻，多是由薄白苔转化而来，提示病变已由寒化热；深黄苔主热重，是胃热炽盛的表现，多由病邪入里化热而发；焦黄苔主热极，是胃肾阴液大伤的表现。

黄苔

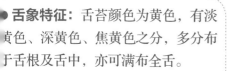

脾胃热病易出现黄苔。

☑ **看舌苔颜色**

正常的舌苔是薄白苔，如果出现发黄、发灰、发黑等异常颜色，再结合舌苔的质地，大致可以判断身体哪里出了问题。

黑苔

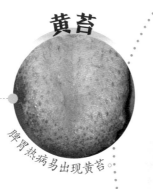

黑苔是病情严重的信号。

● **舌象特征：** 舌苔颜色为黑色，多由灰苔或焦黄苔发展而来。

● **舌象诊断：** 黑苔常见于疫病严重阶段，或是病情有慢性化的趋势，主里证、热极或寒盛。若舌苔黑而燥裂，甚至有芒刺，多为热极津伤；若舌苔黑而滑润，多属寒盛阳衰。

灰苔

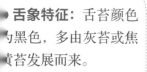

灰苔是慢性病的信号。

● **舌象特征：** 舌苔灰色，是由白苔或黄苔向黑苔转化的中间状态。

● **舌象诊断：** 灰苔多伴随慢性病，如外感病，邪热日久不清，外邪与湿浊交阻时多见，提示病情交杂，病邪难化；或肝郁气滞，肝气犯胃，肝胃不和所致；或脾胃失调，胃肠消化功能紊乱所致；肠道菌群功能失调也会导致灰苔。

薄苔

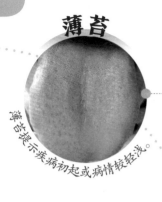

薄苔提示疾病初起或病情较轻浅。

- **舌象特征：** 舌头表面有一层薄薄的舌苔，铺于舌面，颗粒均匀，干润适中。透过舌苔能够隐约地看到舌质的颜色。

- **舌象诊断：** 薄苔为正常舌苔或者疾病初起，或提示病情较轻浅。舌苔薄白，舌质淡红是正常的舌象。但薄白苔有时亦可提示风寒、风热初袭人体，病邪在肌表的轻浅阶段。红舌，薄黄苔，主要反映了实热证初起阶段的病理特征。

厚苔

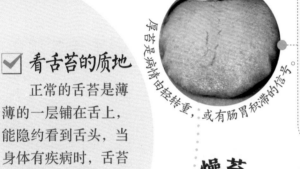

厚苔是病情由轻转重，或有肠胃积滞的信号。

- **舌象特征：** 舌苔较平常舌苔厚，不能够透过舌苔看到舌质的颜色。

- **舌象诊断：** 厚苔多表明病情由轻转重，或有肠胃积滞的现象。黄厚苔表明身体中有炎症；红舌，舌苔黄厚而干，为气分热盛伤阴；淡红舌，舌苔厚、白腻，为痰饮、湿浊、食滞等；淡红舌，舌苔白厚堆积如粉，大多是湿邪与热毒相结。

☑ 看舌苔的质地

正常的舌苔是薄薄的一层铺在舌上，能隐约看到舌头，当身体有疾病时，舌苔会有厚薄、润燥、滑腻、剥落等异常变化，要注意区分。

燥苔

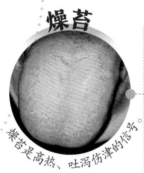

燥苔是高热、吐泻伤津的信号。

- **舌象特征：** 舌苔干燥少津，严重时甚至会出现舌苔干裂的现象。

- **舌象诊断：** 燥苔一般主高热、吐泻伤津。由于身体中有炎症或者慢性疾病导致体内积热过多，使得体液减少，无法滋润舌头，从而干燥。舌苔只是干燥偏白，表示身体中水液循环不佳；舌苔干燥而色黄，为胃热炽盛，损伤津液；舌苔干燥而色黑，为热极阴伤；舌苔干燥色黑而且有刺，则属热极。

糙苔

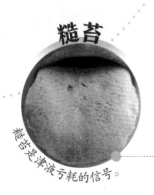

糙苔是津液亏耗的信号。

- **舌象特征：** 糙苔比燥苔更加干燥，像沙砾一般粗糙。

- **舌象诊断：** 糙苔为津液亏耗之重症。糙苔说明体内有发炎或者疾病慢性化。如果体内太热，要警惕支气管炎、肺炎、肠胃炎、肝炎等疾病；如果有皮肤炎症，会出现发红、瘙痒的症状。

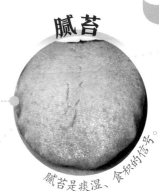

腻苔

腻苔是痰湿、食积的信号。

- **舌象特征：** 腻苔指苔质颗粒细腻致密，均匀成片，紧贴舌面，中厚边薄，揩之不去，刮之不易脱落。

- **舌象诊断：** 腻苔表示湿浊蕴结、阳气被遏制，主痰湿、食积。舌苔颜色发白，黏附在舌头表面，表示体内虚寒且充满湿气；舌苔颜色发黄，表示体内湿邪或痰浊蕴结化热，或湿热之邪侵犯脏腑，或食积化热，属实热证。

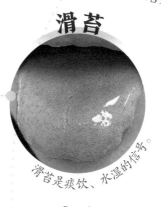

滑苔

滑苔是痰饮、水湿的信号。

- **舌象特征：** 舌苔滑溜溜的，薄白而滑腻，舌面水分过多，触摸湿滑欲滴，同时还要注意舌头的大小以及边缘是否有齿痕。

- **舌象诊断：** 滑苔是水湿之邪内聚的表现，主痰饮、水湿。如果舌头较大，而且边缘有齿痕的话，说明身体滞留了过多的水分。

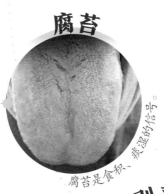

腐苔

腐苔是食积、痰湿的信号。

- **舌象特征：** 舌苔较厚并且颗粒粗大疏松，舌中、舌边皆厚，形如豆腐渣堆积舌面，刮之易去。

- **舌象诊断：** 腐苔是因为身体发炎等造成内热壅盛，同时水湿积聚在体内，主食积、痰湿，且有胃肠郁热之证。

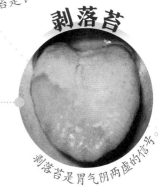

剥落苔

剥落苔是胃气阴两虚的信号。

- **舌象特征：** 舌苔剥落，剥落处舌面光滑无苔。

- **舌象诊断：** 剥落苔主胃气阴两虚，舌苔从有到无，表明胃气不足，正气渐衰；如果舌苔从无逐渐变薄白苔，表明病情好转。舌苔剥落的部位和大小不同，会反映不同的身体状况。舌苔全部脱落，称为"镜面舌"，表明胃阴枯竭，胃气大伤；舌苔剥落不全，呈块状，剥落处光滑无苔，称为"花剥苔"，表明胃气阴两伤；如果舌苔有部分剥落，但剥落处不光滑，仍附有薄薄的舌苔，称为"类剥苔"，表明气血不足、免疫力较低。

常见异常舌象与调理

淡白舌——虚证、寒证

舌色较淡，白多红少，甚至全无血色者，即为"淡白舌"。淡白舌属于机体虚证、寒证之舌象。

病因诊断

中医认为，淡白舌是虚寒的表现，由于气血虚弱，血液无法充斥血络，因而使舌呈现淡白色；而体内阳气不足，就会使血液无法上荣于舌，且阳虚还可导致内寒，使血脉收引，舌部的血流量减少，因而形成淡白舌。

淡白舌多见于贫血或营养不良者

淡白舌是虚证和寒证的重要标志，通常伴有气短乏力、头晕耳鸣、面色苍白、心悸等症状，多见于贫血或营养不良的患者，也可见于慢性肾炎、甲状腺功能减退、低血压等病症患者。

◯ 淡白胖嫩齿痕舌

舌色淡白，舌体胖嫩，舌边有齿痕，舌苔多白腻或水滑，伴有畏寒肢冷，小便不利，口泛清水，脉象沉迟无力。这是由于脾肾阳虚，水液代谢失常，使水湿内停导致的。

◯ 白腻干苔淡白舌

舌色淡白，舌面少津，舌苔白而干裂，舌中有两条厚腻苔，伴有肢困身重，面目虚浮，头晕脑重，恶心呕吐。这是由于阳气虚损不能化生，不散津液所致。

脾肾阳虚

阳气虚损

气血虚衰

脾虚湿滞

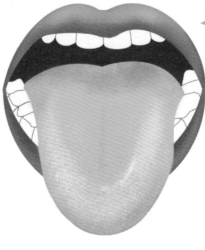

◯ 淡白瘦薄舌

舌色淡白，舌体瘦薄，舌苔薄白或少苔，舌面无过多水分，伴有疲乏无力，声低息微，心悸自汗，气短懒言。这是由于气血虚衰，机体失养导致的。

◯ 淡白夹红舌

舌色淡白，但舌尖较红或舌尖有红点，舌体胖嫩，舌苔白润或淡黄薄腻，伴有体倦乏力，不耐劳作，脘腹喜暖怕冷，下痢稀溏。这是由于气虚而虚阳上浮或脾虚湿滞所致。

日常调理

淡白舌是一种常见舌象，舌色较正常舌色淡，大多是气血不足和阳虚所致，简单来说就是机体状况属于虚证和寒证。改善舌色的重点要补虚祛寒、益气生血。

穴位疗法

按摩太渊穴有通调血脉、补益气血的功效。经常按摩太渊穴，可改善因气血不足导致的舌色淡白，还可缓解流行性感冒、咳嗽、支气管炎、咽喉肿痛等疾病。百会穴属于督脉，时常按摩百会穴能提升督脉的阳气，有补气回阳的作用。

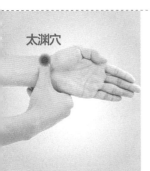

太渊穴

1. 用拇指指腹点按太渊穴2~3分钟。

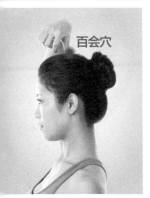

百会穴

2. 用拇指指腹点按百会穴2~3分钟。

中药调理

十全饮 人参（去芦）、白术、白芍药、白茯苓、黄芪、川芎、熟地黄、当归（去芦）、肉桂（去皮）、甘草（炒）各等分。水煎服。此方剂具有养气养血、温暖脾肾的功效，适用于气血虚衰型和阳虚患者。

实脾散 厚朴、白术、木瓜、木香、草果、槟榔、附子、茯苓、干姜各30克，炙甘草15克。加生姜、大枣，水煎服，用量按原方比例酌减。此方剂具有温阳健脾、行气利水的功效，适用于脾虚寒湿型患者。

饮食调理

淡白舌的饮食调理以补虚祛寒、益气生血为主。平时应多吃一些补虚祛寒、益气补血的食物，如大枣、桂圆、板栗、牛肉、鸡肉、山药、南瓜等。

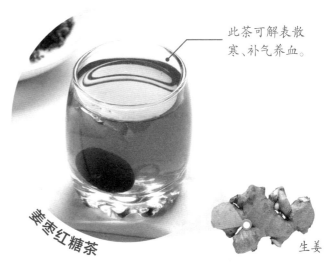

此茶可解表散寒、补气养血。

姜枣红糖茶

生姜

红舌——热证

舌色比正常的舌鲜红，即为红舌。红舌是热证的表现。一些外感病可使热入血液，体内的热邪旺盛而使气血腾涌，上荣于舌面即可出现红舌的现象；而内伤杂病可导致体内的阴阳两气不平衡，阴液不足而阳气上涌，体内虚火旺盛而出现红舌。

> **根据舌红位置辨疾病**
>
> 舌尖红者，心有热；舌根红者，肾有热；舌中心红者，胃有热；舌左边红者，肝有热；舌右边红者，肺有热；舌上满红者，内有蓄热。

病因诊断

在对红舌进行诊断的时候，一般要配合舌苔来辨别热证的虚实。如果是实热，通常是阳气有余的表现；如果是虚热，多是阴液不足导致的。

🔍 红舌，薄白苔

舌色略红或局部发红，舌苔薄白，这是邪热未盛的表现，常伴有微恶风寒，发热，头痛，咳嗽等表证。

🔍 全舌红赤，舌苔黄厚干燥

全舌红赤，舌苔黄厚干燥，在外感病和内伤病中均可出现，是邪气、正气都比较亢盛的表现，两者交争剧烈，因而使脏腑功能亢奋，出现阳热有余的现象，是实热的表现，一般会伴有面红目赤，心烦口渴，潮热汗出等症状。

🔍 舌质苍老，舌苔焦黄灰黑

舌红偏暗，舌质苍老，舌苔焦黄灰黑，这是热邪过盛的表现，一般会伴有高热不退，腹满胀痛，面红息粗等症状。

🔍 红舌，黄腻苔

舌质红，舌苔黄而黏腻，一般是由于热邪太甚炼液成痰，热邪与痰涎湿浊交结而成的，多见于痰热壅肺、痰热结胸、痰热蒙蔽心包等外感热病，也可见于痰热证、湿热证等内伤病。

🔍 红舌，少苔

舌质红，舌体瘦，舌苔少，这是由于阴液不足而使阳气相对偏亢，形成虚火上炎于舌导致的，是虚热的表现，多见于各脏腑的阴虚火旺证或者热邪初退，津液大伤，一时还未能恢复的患者。

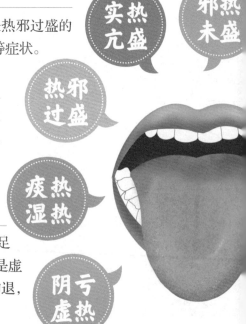

实热亢盛

邪热未盛

热邪过盛

痰热湿热

阴亏虚热

日常调理

舌体红绛，说明热入营血，这种舌象多是由内热伤阴导致的，调理以健脾益气、滋阴泻火、清热润燥为主要原则。

穴位疗法

按摩中府穴具有肃降肺气、和胃利水的功效，可让肺腑畅通无阻，清除体内热气，改善舌头红绛的症状，还可缓解腹胀、喘气胸满、肺寒热、胆热呕逆等。按摩然谷穴，专治阴虚火旺。然谷穴属火，而肾经属水，它滋阴泻热的作用正好可以平衡水火，缓解阴虚。

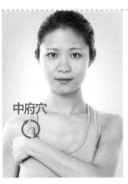

1. 将拇指指腹放在中府穴上，按揉1~2分钟。

中府穴

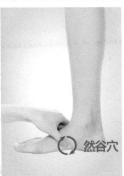

2. 用拇指指腹按揉然谷穴2~3分钟。

然谷穴

中药调理

犀角地黄汤 犀角（水牛角代）30克，生地黄24克，芍药12克，牡丹皮9克。水煎服。此方剂为清热剂，具有清热凉血的功效，适用于实热型患者。

益胃汤 北沙参9克，冰糖3克，生地黄、麦冬各15克，玉竹4.5克。水煎2次分服。此方剂具有养阴益胃的功效，适用于阴亏虚热型患者。

饮食调理

红舌的调理首先要分清虚实。如果是实热导致的，可以选择清热泻火的药物进行调理，如菊花、薄荷、桑叶等煮粥或泡茶喝；如果是虚热导致的，可以选择玉竹、沙参、麦冬等滋阴的药物。

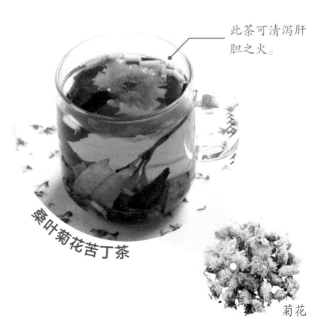

此茶可清泻肝胆之火。

桑叶菊花苦丁茶

菊花

青紫舌——寒证、热证

舌色青紫，即为青紫舌。在现代医学中，通常将青舌紫舌放在一起来论述，因为在临床的实践观察中，发现青舌和紫舌很难完全分开，一般都是同时出现的，只是出现的比例不同。所以，合而论之，称为"青紫舌"。青紫舌既可主寒证，又可主热证。

老人出现青紫舌，注意血瘀

青紫舌还是瘀血的征象。如果老年人出现青紫舌，则表明脏腑组织器官的功能渐趋衰退，气血生化不足，血液运行不畅，应注意化瘀。

病因诊断

青紫舌多是血液运行不畅引起的，根据舌体的青紫程度，即可辨别寒、热之证。如果青紫舌以青为主，则是寒证的表现，多是由淡白舌发展而来的，其病因与淡白舌相同；如果青紫舌以紫色为主，表现为绛紫、深紫，则是热证，多是由红绛舌发展而来的，其形成原因与红绛舌相同，只是此时的热邪已过于深重，影响了血液的运行。

🔍 紫绛舌

舌质紫而带绛，高热烦躁，甚或昏狂谵妄，斑疹紫黑，或吐血、衄血。紫绛舌是热极的表现，说明患者处于外感热病发展的严重阶段，一般是由于热邪深入血分或热毒太重引起的，通常情况下，都是两者兼而有之。

热毒太重

🔍 暗紫舌

舌质紫而带灰，且晦暗不泽，伴有腹部胀痛，疼痛以刺痛为主，痛处固定不移，面暗消瘦，肌肤甲错。瘀血内积型主要原因有两种：一种是素有瘀血，复又邪热内蕴，经脉阻滞；另一种是因情志郁结，或因寒湿凝聚，使脏腑失和，气血阻滞，日久淤积成块所致。

瘀血内积

🔍 青紫舌

寒邪直中可导致舌紫而带青，身寒战栗，四肢厥冷，腹痛吐利，或手、足、指甲、唇发青。这主要是素体虚寒，复感寒邪，或因伤寒失治、误治转属所致。

寒邪直中

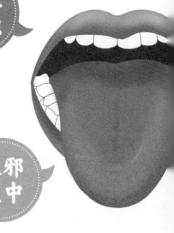

日常调理

青紫舌的形成与热邪和体内气血运行不畅、瘀血阻络有关，因此调理应以凉血解毒、活血化瘀为主。

穴位疗法

按摩阳溪穴具有疏通气血、通经化瘀的功效，可以清除体内瘀血，使血气畅通，改善舌头青紫的症状。按摩三阴交穴、足三里穴，可健脾和胃、补气活血。

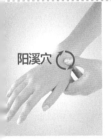

阳溪穴

1. 用拇指指腹点揉阳溪穴1分钟。

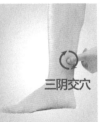

三阴交穴

2. 用拇指指腹按揉三阴交穴2~3分钟，以有酸胀感为度。

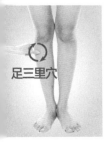

足三里穴

3. 用拇指指腹按揉足三里穴2~3分钟。

中药调理

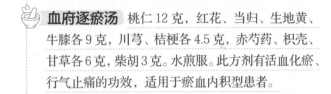

犀角地黄汤 犀角（水牛角代）30克，生地黄24克，芍药12克，牡丹皮9克。水煎服。此方剂有清热凉血的功效，适用于热毒太重型患者。

血府逐瘀汤 桃仁12克，红花、当归、生地黄、牛膝各9克，川芎、桔梗各4.5克，赤芍药、枳壳、甘草各6克，柴胡3克。水煎服。此方剂有活血化瘀、行气止痛的功效，适用于瘀血内积型患者。

回阳救急汤 熟附子、炒白术、茯苓、制半夏各9克，干姜、人参、炙甘草、陈皮各6克，肉桂、五味子各3克。水煎服，麝香冲服。此方剂有回阳固脱、益气生脉的功效，适用于寒邪直中型患者。

饮食调理

青紫舌的饮食调理以活血化瘀为主。活血化瘀的食物有洋葱、木耳、山楂、葡萄、橘子等，可经常食用。其中，山楂不仅促消化，还具有活血化瘀的功效。

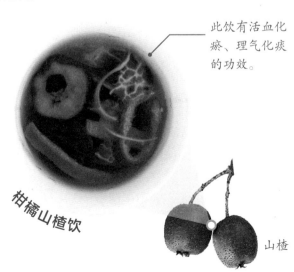

此饮有活血化瘀、理气化痰的功效。

柑橘山楂饮

山楂

白苔——寒证、虚证

苔色发白为白苔，薄白苔为正常舌象。白苔主寒证、虚证，可见于外感病的初期，身体虚弱的轻症。中医认为白色属肺，而肺主皮毛，所以这种舌苔多见于感冒风寒、风湿、寒湿等疾病的初期。

哪些人易出现白苔

青春期甲状腺肿大、早期乳腺癌、上呼吸道感染、急性支气管炎、肺炎早期等疾病患者会有白苔；慢性盆腔炎、结核性脑膜炎、骨关节结核等疾病患者也易有白苔。

病因诊断

白苔根据苔质的不同可分为白腻苔、白厚苔、白滑苔，白腻苔是体内有湿邪的征象；白厚苔是阴寒之邪入里，或内有寒湿、寒痰积滞的表现；白滑苔是寒湿入里的表现。

🔍 舌苔白滑

舌苔白滑，无汗，头痛头重，肢体酸楚疼痛。这主要是冒寒晓行，或远行汗出，淋受凉雨，寒湿外受，邪客肌表所致。

🔍 舌苔洁白且光亮少津

舌苔洁白且光亮少津，面色少华，腹中冷痛，便溏溲清，形寒肢凉。这主要是久病导致脾阳亏损，或饮冷中寒，脾阳逐渐衰败，既不能运化水湿，又无以输布津液所致。

🔍 舌苔白色

舌苔白色，恶寒恶风，头项强痛，无汗，身痛。这主要是风寒由皮毛而入，邪犯足太阳膀胱经，阳气受损所致。

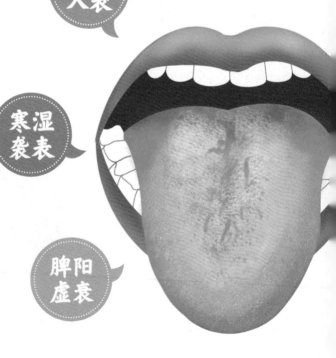

风寒入表

寒湿袭表

脾阳虚衰

日常调理

舌苔白色说明体内虚寒，白苔的形成多与脾气亏虚、水湿内停有关，调理应以健脾补气、化湿止泻为主要原则。

穴位疗法

按摩天枢穴有调理肠胃、调经止痛的功效，经常按摩天枢穴，可改善因体内有寒气所导致的舌苔色白的症状，还可缓解便秘、腹泻、消化不良等。按摩脾俞穴可健脾益气。按摩足三里穴可温补阳气。

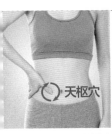

1. 用拇指指腹轻轻按揉天枢穴2~3分钟。

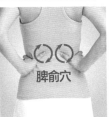

2. 用拇指指腹按揉脾俞穴2~3分钟，力度适中。

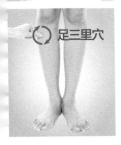

3. 用拇指指腹按揉足三里穴2~3分钟。

中药调理

麻黄汤 麻黄9克，桂枝、杏仁各6克，炙甘草3克。水煎服。此方剂具有发汗解表、宣肺平喘的功效，适用于风寒入表型患者。

羌活胜湿汤 羌活、独活各6克，藁本、防风、炙甘草各3克，蔓荆子2克，川芎1.5克。做成汤剂，水煎服。此方剂为祛湿剂，具有祛风、胜湿、止痛之功效，适用于寒湿袭表型患者。

附子理中汤 附子、干姜、炙甘草各9克，党参15克，白术12克。水煎温服。此方剂具有温中健脾的功效，适用于脾阳虚衰型患者。

饮食调理

若出现白苔，饮食就应注意。平时应多吃一些补脾益气、醒脾开胃和具有温补作用的食物，如莲子、山药、胡萝卜、山楂等。禁食生冷、油腻的食物。

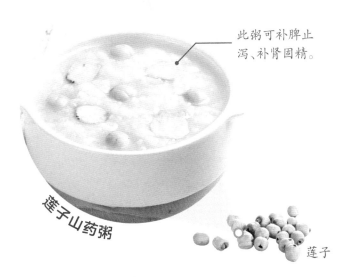

此粥可补脾止泻、补肾固精。

莲子山药粥

莲子

黄苔——里证、热证

黄苔是由白苔发展而来，是病已入里、邪已化热的表现，黄色越深，热邪越重。

病因诊断

黄苔是里证、实证、热证的信号，在脾胃热病中较为常见。黄色和脾胃在五行中都属土，也属身体的"里"，外邪从体表向里传入化热，或脾胃积热都会出现黄苔。

哪些人易出现黄苔

当身体感染了炎症会出现黄苔，如各种急性病和急性传染病；发热时由于体温升高，体液消耗，导致炎症渗出物和微生物停留在舌上繁殖，导致舌苔变黄；消化道功能紊乱的患者，可产生二氧化硫等物质，上溢至舌的丝状乳头，沉积而形成黄苔。

🔍 薄黄苔

舌苔薄黄而干燥，是实热证初期的病理表现。一般是由感受风热之邪引起的，也可见于脏腑热证的病情较轻浅阶段。

🔍 舌苔深黄，厚而干燥

舌苔深黄，厚而干燥，颗粒粗糙，面赤身热，口渴，大便秘结。这是脏腑热邪亢盛，病邪入里，伤及阴液的表现。

热证初期

胃肠实热

虚寒化热

脾胃湿热

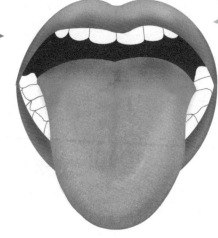

🔍 舌苔黄厚腻

舌苔黄而厚腻，舌质红，心烦，口渴不欲饮，不思饮食。这主要是由于脾胃湿邪久郁，入里化热所致。

🔍 舌苔厚而细腻

舌苔淡黄，舌体胖嫩，舌苔滑润多津。这是脾胃虚寒化热的表现，多为阳虚寒湿之体，痰饮聚久化热，或为气血亏虚，复感湿热之邪所致。

日常调理

　　当胃肠道功能发生紊乱或者内热上火时，容易引起舌苔发黄，出现这种情况要做好生活中的调理，帮助脾胃功能恢复。

穴位疗法

　　按摩足窍阴穴具有泻热、利胁、通窍、沟通内外经脉气血的功效，可以改善舌苔色黄的症状，还可缓解偏头痛、目眩、目赤肿胀、耳聋、耳鸣等。按摩胃俞穴可以理气和胃。按摩太溪穴可以清热降火。

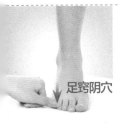
足窍阴穴

1. 用两手拇指指腹分别垂直按压两脚的足窍阴穴1~3分钟。

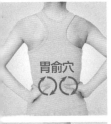
胃俞穴

2. 用拇指指腹按揉胃俞穴2~3分钟。

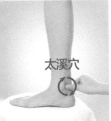
太溪穴

3. 用拇指指腹掐揉太溪穴1分钟。

中药调理

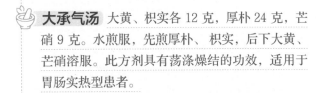

枳实导滞丸 大黄30克，枳实、神曲各15克，茯苓、黄芩、黄连、白术各9克，泽泻6克。共为细末，水泛小丸，每次服6~9克，温开水送下，每日2次。此方剂具有消导化积、清热利湿的功效，适用于脾胃湿热型患者。

大承气汤 大黄、枳实各12克，厚朴24克，芒硝9克。水煎服，先煎厚朴、枳实，后下大黄、芒硝溶服。此方剂具有荡涤燥结的功效，适用于胃肠实热型患者。

附子理中汤 附子、干姜、炙甘草各9克，党参15克，白术12克。水煎温服。此方剂具有温中健脾、温胃散寒的功效，用于缓解脾胃虚寒化热的患者。

饮食调理

　　若出现黄苔，饮食上应多吃一些清热降火的食物，如绿豆、雪梨、苹果、鸭肉等。不宜吃辛辣刺激和油炸类食物，如辣椒、花椒等，容易上火。

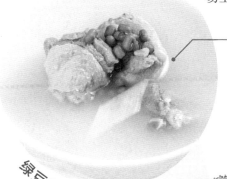

此汤具有清热祛湿、健脾益脏腑的功效。

绿豆老鸭汤

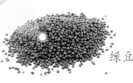
绿豆

镜面舌——阴液枯竭

镜面舌，指舌背的舌苔萎缩消失，上皮全层变薄，舌肌萎缩，舌面发红，光滑如镜面，又称为"萎缩性舌炎"。患者还会出现舌头灼热和疼痛、麻木不适的感觉，镜面舌在中老年女性以及体弱多病的患者中多发。

> **老人出现镜面舌，要小心肺心病**
>
> 如果老年人的舌头像镜子一样光滑，舌底的两根静脉增粗延长，可能有肺心病；如果久病者出现镜面舌兼绛色，还要防止出现败血症。

病因诊断

中医认为镜面舌是由于阴液枯竭，不能上潮或胃气大伤，不得上熏于舌所致。轻者表示营养不良，常提示体内缺乏 B 族维生素或铁；重者表示阴液亏虚，病情危重。

舌绛而光，舌色干枯不鲜

舌绛而光，舌色干枯不鲜，扪之无津，舌体瘦小，咽喉干燥，面色憔悴，形体消瘦，头晕目眩，耳中蝉鸣，齿摇发脱，腰膝酸软，五心烦热，潮热盗汗。这是阴液涸竭的虚证，为病情危重之征象。

舌淡白而光

舌淡白而光，面色苍白或萎黄，唇甲淡白，头晕眼花，心悸失眠，疲倦乏力，少气懒言，食欲不振。多由脾胃损伤，饮食不振，气血无以化生，舌质不得濡养，舌苔逐渐脱落，新苔不能续生所致。

舌红而光，舌面少津

舌红而光，舌面少津，烦渴不安，不思饮食，干呕，大便秘结。多由汗下太过，或久病失治，或温病邪热久羁，或过服温燥劫阴之药，或失血、伤精，使胃、肾阴液虚竭，不能上营于舌所致。

胃阴枯竭

肾阴欲竭

气血两虚

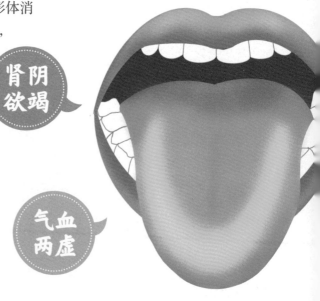

日常调理

镜面舌是剥落苔中非常严重的一种表现，此舌象的出现说明身体已经十分缺乏营养，胃阴、胃气已经严重不足。因此调理应以滋阴清热、益胃生津为主要原则。

穴位疗法

按摩廉泉穴有收引阴液的作用，可有效改善因阴气不足所导致的舌上无苔，还可缓解流口水、舌干口燥、口舌生疮、舌强、脑卒中失语等症状。按摩关元穴可补中益气、补肾温阳。按摩足三里穴可健脾和胃、补气活血。

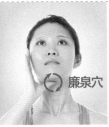

1. 用拇指指腹轻揉廉泉穴1~3分钟。

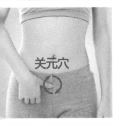

2. 用拇指指腹按揉关元穴3~5分钟。

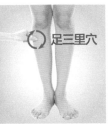

3. 用拇指指腹按揉足三里穴2~3分钟。

中药调理

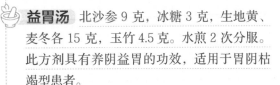

益胃汤 北沙参9克，冰糖3克，生地黄、麦冬各15克，玉竹4.5克。水煎2次分服。此方剂具有养阴益胃的功效，适用于胃阴枯竭型患者。

左归丸 现有非处方中成药，含有熟地黄、山药、枸杞子等成分。此方剂有滋肾补阴、填精益髓的功效，适用于肾阴欲竭型患者。

十全饮 人参（去芦）、白术、白芍药、白茯苓、黄芪、川芎、熟地黄、当归（去芦）、肉桂（去皮）、甘草（炒）各等分。水煎服。此方剂具有补气生血的功效，适用于气血两虚型患者。

饮食调理

镜面舌的饮食调理以滋养胃阴为主。滋养胃阴的食物主要有牛奶、苹果、鸡蛋、猪肉、鸭肉等。无苔患者不宜吃性温热、有助热伤阴作用的食物，如羊肉、核桃、河虾等。

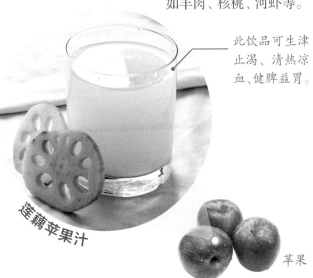

此饮品可生津止渴、清热凉血、健脾益胃。

莲藕苹果汁

苹果

腐苔——痰浊积滞

腐苔是指舌苔如豆腐渣，苔质疏松而厚，揩之即去，但旋即又生。多因胃中阳气有余，蒸发胃中浊腐之气上升而成。

病因诊断

中医认为舌苔腐烂是因为胃失和降，胃浊上泛所致，一种是以痰浊为主，一种是以积食为主。

注意辨别 腐苔和腻苔

腐苔和腻苔要注意辨别，腻苔多在舌的中部和根部，较厚，边尖部较薄，颗粒细小致密，紧贴舌面，不易刮脱；而腐苔的舌中、舌边皆厚，刮之易去。

🔍 舌苔腐烂，浮于舌面

舌苔腐烂，舌苔质地疏松，浮于舌面，形如豆腐渣而厚腐，恶心口苦，或咳吐黄痰，或脘闷纳差。这是由胃失和降，胃浊上泛所致，胃中水谷不能化为精微，反生浊痰。

胃热痰浊上逆

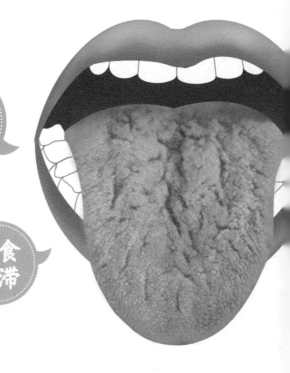

宿食积滞

🔍 舌苔腐烂，厚腐而臭

舌苔腐烂，舌苔质地疏松，厚腐而臭，腹振肠鸣，嗳腐吞酸，纳差便溏。这多由胃失和降，胃浊上泛所致，食停气滞，阳旺身躯，邪从热化而生腐苔。

日常调理

舌头表面附着类似豆腐渣或食物残渣的舌苔，苔质疏松而厚，一擦拭就很容易剥落，要注意是否是因为暴饮暴食引起的身体不适及感染症，要及时调整不良的生活习惯。

穴位疗法

足三里穴又被称为"长寿穴"，经常按摩足三里穴可祛病延年，还能够疏通经络、调理脾胃，对舌苔腐烂、口腔溃疡有很好的调理作用。按摩太冲穴可以防止肝气郁结化火，对消除肝火旺盛带来的上火症状效果很好。

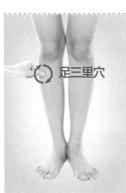
足三里穴

1. 用拇指指腹按揉足三里穴 2~3 分钟。

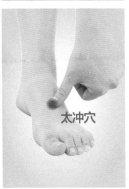
太冲穴

2. 用拇指指腹点按太冲穴 2~3 分钟。

中药调理

温胆汤 半夏、竹茹、枳实各 60 克，陈皮 90 克，炙甘草 30 克，茯苓 45 克，加生姜 5 片，大枣 1 枚。水煎服，用量可按原方比例酌减。此方剂具有理气化痰、和胃利胆的功效，适用于胃热痰浊上逆型患者。

枳实导滞丸 大黄 30 克，枳实、神曲各 15 克，茯苓、黄芩、黄连、白术各 9 克，泽泻 6 克。共为细末，水泛小丸，每次服 6~9 克，温开水送下，每日 2 次。此方剂具有消食化积的功效，适用于宿食积滞型患者。

饮食调理

腐苔的饮食调理以清热化痰、消积为主。清热化痰的食物主要有莲藕、白萝卜、丝瓜、荸荠、薏苡仁、绿豆等。莲藕微甜而脆，是清热佳品。生藕性寒，可以消瘀凉血、清烦热、止呕渴，对于舌苔腐烂有缓解效果。

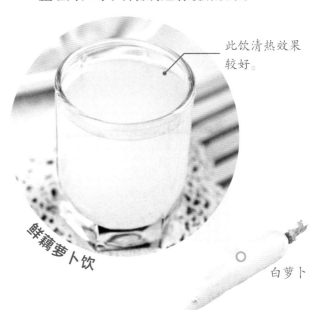
此饮清热效果较好。

鲜藕萝卜饮

白萝卜

裂纹舌——热证、阴虚

舌上出现纵横不规则的裂纹、裂沟，深浅不一，多少不等，其形状有横形、纵形、"人"字形、"川"字形、"井"字形等，均为裂纹舌。

病因诊断

裂纹舌是由于气血阴液亏损，舌体失于濡养而形成的，也可见于内有实热的患者，但根据苔之有无和苔色的不同来看，主病差异很大。

> **不同裂纹主病不同**
>
> 舌生横裂者，素体阴亏；裂纹如冰片纹者，老年阴虚；淡白舌有裂纹满舌，脾虚湿浸；舌中有裂纹，胃气中虚；裂纹如"人"字、"川"字、"爻"字，多属胃燥液涸。

舌有裂纹，无苔

舌有裂纹，无苔，舌质红绛少津，口干，身体消瘦，五心烦热。多发生于病之极期，常见于温热病后期，大多是由于精血亏虚，无力濡养舌体或者身体中内热较盛，耗伤津液造成的。

舌有裂纹，舌苔黄糙

舌有裂纹，舌苔黄糙，身热出汗，恶热烦躁，口渴引饮，大便秘结，腹满坚硬拒按。常见于外感热病过程中邪热炽盛的高峰阶段，其病机为邪热内传阳明，搏结于胃肠，化燥成实，消烁津液，而致舌裂。

舌有裂纹，舌色比较淡

舌有裂纹，颜色淡红或淡白，舌苔少，这是气血两虚造成的。气虚使得营养不能充分吸收，无法供养舌组织，导致舌裂；血虚使得舌组织供血减少，导致舌黏膜缺血而色淡。多见于慢性肠胃病、营养不良的患者。

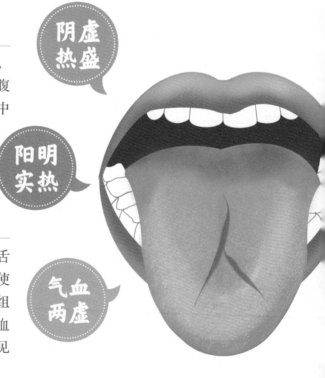

阴虚热盛

阳明实热

气血两虚

日常调理

裂纹舌主要是阴虚热盛、津液损伤的表现，调理应以健脾益气、滋阴泻火、清热润燥为主要原则。

穴位疗法

按摩脾俞穴能促进脾的运化功能，有促进消化吸收的作用，还能够健脾和胃、补气活血。然谷穴专治阴虚火旺，可以平衡水火，如果心火大可以按揉然谷穴，用肾水把心火降下来。由于肝藏血、主气机疏泄的缘故，将太冲穴与然谷穴配合应用，能更好地调理肝火旺。

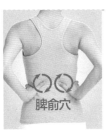
脾俞穴

1. 用拇指指腹按揉脾俞穴2~3分钟。

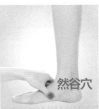
然谷穴

2. 用拇指指腹点按然谷穴2~3分钟。

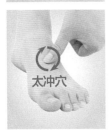
太冲穴

3. 用拇指指腹按揉太冲穴2~3分钟。

中药调理

增液汤 玄参30克，麦冬、生地黄各24克。水煎服。此方剂具有增液润燥的功效，适用于阴虚热盛型患者。

大承气汤 大黄、枳实各12克，厚朴24克，芒硝9克。水煎服，先煎厚朴、枳实，后下大黄、芒硝溶服。此方剂具有峻下热结、急下存阴的功效，适用于阳明实热型患者。

十全大补丸 现有非处方中成药，为气血双补剂。口服。水蜜丸1次30粒，大蜜丸1次1丸，1日2次。此方剂具有温补气血的功效，适用于气血两虚型患者。

饮食调理

裂纹舌的饮食调理以生津养阴为主，平时应多吃一些滋阴润燥、生津养阴的清补类食物，如桑葚、银耳、雪梨、百合、山药等；忌食辛辣燥热之品，如辣椒、姜、蒜、花椒等。

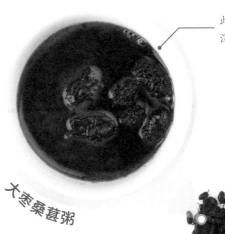
此粥可补脾止泻、滋补肾阴。

大枣桑葚粥

桑葚

齿痕舌——脾虚湿盛

舌头的边缘不平整，出现类似齿痕的状态，称为"齿痕舌"。齿痕舌多表现为舌体胖大，舌色淡白，一般是由于受到牙齿压迫所致，所以齿痕舌多与胖大舌同时出现。

齿痕舌常见病

齿痕舌多见于水肿、贫血、慢性肾炎、B 族维生素缺乏等病症的患者。

病因诊断

齿痕舌多是脾虚痰湿造成的，但是舌头的大小、肿胀程度以及舌苔颜色因个人身体情况不同而出现不一样的状况。

🔍 胖大齿痕舌，舌色淡

舌体胖大，两边有齿痕，舌头颜色比较淡，舌苔薄白，面色发白或萎黄，气短懒言，疲倦乏力，食欲不好，食后腹胀，大便溏泻。

这是由于先天禀赋不足或素体脾胃虚弱，或因后天饮食不节、劳累过度、久病耗伤脾气所致。

脾气亏虚

🔍 胖大齿痕舌，白腻苔

舌体胖大，舌苔白腻而湿润，舌体两边有齿痕，腹部胖，贪睡，四肢困重，胸闷，痰多。多因寒湿侵袭或饮食不节等导致脾虚健运，水湿内停，痰浊中阻所致。

痰湿凝聚

🔍 红舌，有齿痕

红舌，肿胀满口，两边有齿痕，薄白苔，身体肥胖，面部油脂较多，多汗，胸闷，痰多。这是体内有湿热，且痰湿阻滞造成的。

湿热痰浊

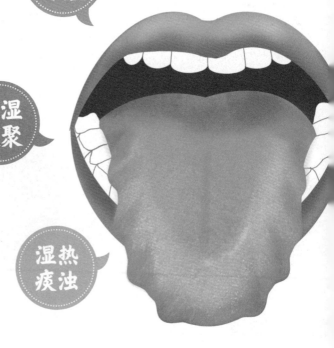

日常调理

中医认为，齿痕舌主要是脾虚、气虚导致的，所以补脾补气很重要。

穴位疗法

经常按摩三阴交穴，可调补肝、脾、肾三经的气血，三经气血调和，则先天之精气旺盛，后天气血充足，因而可以调理脾虚。太白穴属脾经，主管脾经上多种问题，经常刺激太白穴，可改善舌有齿痕的症状。经常按摩足三里穴可以很好地调理脾胃问题。

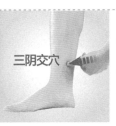

三阴交穴

1. 用拇指指腹推揉三阴交穴2~3分钟。

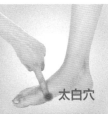

太白穴

2. 用食指指腹点按太白穴1分钟，以有酸胀感为度。

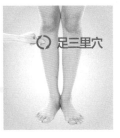

足三里穴

3. 用拇指指腹按揉足三里穴2~3分钟。

中药调理

附子理中汤 附子、干姜、炙甘草各9克，党参15克，白术12克。水煎温服。此方剂有健脾益气、温阳祛寒的作用，适用于脾气亏虚型患者。

二陈平胃散 制半夏、茯苓、陈皮、甘草、制苍术、厚朴各6克。水煎服用。此方剂具有健脾燥湿、消积化痰的功效，适用于痰湿凝聚型患者。

蒿苓清胆汤 青蒿6克，仙半夏、黄芩、生枳壳、陈广皮各4.5克，淡竹茹、赤茯苓、碧玉散（滑石、甘草、青黛）包各9克。水煎服。此方剂具有清胆利湿、和胃化痰的功效，适用于湿热兼痰浊内生型患者。

饮食调理

齿痕舌饮食调理宜健脾祛湿。平时可坚持食用一些健脾祛湿的食物进行调理，如山药、薏苡仁、芡实等。

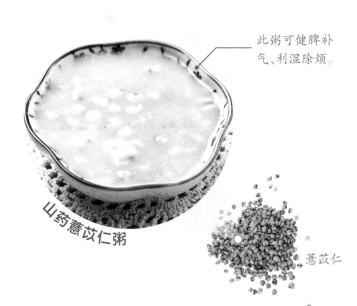

此粥可健脾补气、利湿除烦。

山药薏苡仁粥

薏苡仁

点刺舌——热盛内结

舌面红点是由舌乳头充血肿大而凸显出来的，正常情况下不会高出舌面，这种舌叫作"红点舌"；若舌面凸起如刺，摸之棘手，则称为"芒刺舌"。舌上出现红点或芒刺被统称为"点刺舌"。

病因诊断

机体热盛的时候会使血流加快，组织充血，从而使蕈状乳头的微血管充血扩张，形成红点舌。如果继续充血，就会使红点突起而形成芒刺舌。舌尖有点刺，为心火亢盛；舌中有点刺，为胃肠热盛；舌两边有点刺，多为肝胆火旺。

🔍 点刺舌，分布零散或密集

热盛内结是点刺舌的常见原因，根据点刺的颜色和分布的疏密可以判断热邪的轻重。如点刺鲜红且分布零散，则说明血热较轻；如点刺紫绛且分布密集，则说明血热极盛，病情危重。

🔍 点刺舌，舌苔偏黄发黑或苔少干燥

点刺舌是热邪深入营血的标志，大多是由于伤风感冒未能及时治愈，而使得病邪深入所致，是病情加重的信号。如果舌质很红，舌苔偏黄发黑，就说明内热已经很严重了；如果舌苔少而且十分干燥，说明身体受内热影响，水液减少变得干燥，有时还会发现在隆起的红点处还有小小的凹陷，这时候就要检查病情是否加重或恶化。

根据伴随症状预防心脑血管病

出现点刺舌除了出现发热的情况，也可能会伴有焦虑不安、失眠、头痛、神经官能症等精神上的不良状态，也要当心脑梗死、脑出血等心脑血管病的发作。

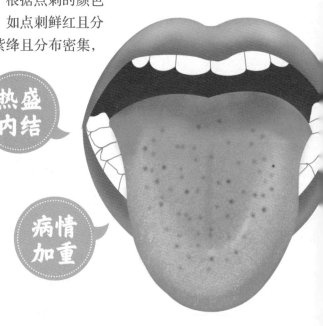

热盛内结

病情加重

第八章

口诊：口唇是脾胃的外候

口为饮食通道、脏腑要冲，脾开窍于口，其华在唇，手足阳明经环绕口唇，故望口与唇的异常变化，可以诊察脾与胃的病变。望口与唇要注意观察形色、润燥及动态的变化。

人中
口唇燥裂
气味
口臭
口干
口唇
口腔
口腔溃疡

口唇与脏腑关系密切

口唇诊，是以观察口唇所分属的各部位的色泽，以及口唇的形态变化，来判断相应脏腑的生理、病理变化，以预测疾病的方法。

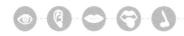

口唇者，脾之官也

口唇与脾关系密切。脾被称为"后天之本"，是因为人出生后所有的生命活动都依赖于后天的脾胃摄入营养物质提供能量。《黄帝内经·灵枢》记载："脾气通于口，脾和则口能知五谷矣""口唇者，脾之官也"。由此可见，口唇与健康的关系密切。俗话说："病从口入"，口腔是疾病进入人体的门户。

唇不仅与脾胃关系密切，而且与大肠、肝、督脉、任脉、冲脉、肾脉等都有密切关系，唇能反映脏腑精气状况，所以观唇有助于诊断疾病。现代医学也认为，唇有丰富的毛细血管，据此能灵敏地反映内脏的健康状况。

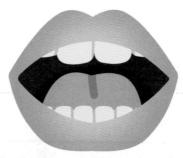

口唇与脏腑的对应关系

　　口唇是十四经的枢纽、脏腑的要冲。可以用八卦图来说明脏腑与唇的对应关系。将口唇分成八等份，每份为一个八卦方位，每个脏或腑分配在一个方位上，然后根据每个方位上口唇的形态、色泽等来判断脏腑的生理和病理变化。

①乾 属肺、大肠。肺热或发热患者，多在口唇下方起疱疹。

②坎 属肾、膀胱。急性肾炎的患者此处口唇颜色青紫，慢性肾炎的患者此处口唇颜色暗黑。

③艮 属上焦。上焦火旺的患者，其口唇处易起疱疹、溃烂。

④震 属肝、胆。凡是肝胆有湿热、瘀热或肝胆火旺者，其相应的口唇部位均有疱疹或肿胀、痛、痒等症状。

⑤巽 属中焦。凡是有中焦疾患者，其相应的口唇部位会有肿胀、疱疹等。

⑥离 属心、小肠。凡心经或小肠经有热者，其鼻唇沟右侧易起疱疹。

⑦坤 属脾、胃。凡是患有脾胃疾病的人，其相应的口唇部位都会有疱疹或红肿。

⑧兑 属下焦。下焦有湿热、瘀血者，其相应的口唇部位易起疱疹、肿胀、烂口角等。

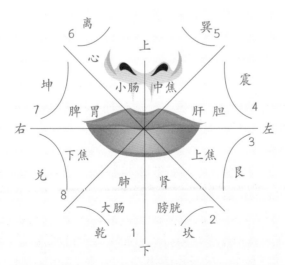

口唇八卦分区及与脏腑对应分布图

警惕口唇发出的异常信号

正常人的口唇色泽鲜红，形态丰满，质地润泽，左右对称，端正居中，口中无异味，无结节及条索物增生。这样的口唇是健康的征象，是胃气充足、气血调匀的表现。而异常的口唇不仅看上去不美观，还有可能是某些疾病的征兆。所以，对于口唇出现的一些异常情况，一定要多加注意。

☑ 看口唇颜色

由于口唇的血管非常接近黏膜表层，而且毛细血管比较多，口唇的皮肤又比较薄，能够很清楚地反映出血管的颜色，所以健康的口唇颜色一般是很红润的。如果出现了其他异常的颜色，可能是脏腑发生了病变。

- **唇色淡白：** 多是气血亏损的表现，属虚证。过度劳累、大病缠身、失血症等病症都会出现唇色淡白的现象。如果唇的边缘形成一条白边，则多是失血的表现。
- **唇色深红：** 多是热证的表现。上下唇皆赤者是心热的表现；上唇赤而下唇白者是心肾不交的表现；唇赤而呕吐者是胃热的表现；唇深红而咳嗽者，是肺热的表现；外唇深红而内唇淡白者是脾寒胃冷的表现。
- **唇色绛红：** 中医称为"唇色发绀"，这种现象一般是由于血液中的氧分和血红蛋白含量不足引起的，多见于肺病患者。
- **唇色青紫：** 一般是由血液循环不畅引起的，若同时伴有小腹冷痛则多是小肠虚寒的表现；若唇紫而身痛多是瘀血的表现；若唇紫而腹痛多是脾胃虚寒的表现；若上唇的内黏膜呈紫色，可能是冠心病的信号；若下唇的黏膜出现紫红色的斑块，可能是消化道发生病变。
- **唇色紫蓝：** 多见于慢性肺源性心脏病患者，也可见于严重的风湿性心脏病患者。
- **唇色发黄：** 多是脾虚湿困的表现。
- **唇色发青：** 这是血液循环不畅的表现，可能是血管栓塞、脑卒中等疾病的先兆。
- **唇色发黑：** 这可能是由消化系统障碍引起的。如果口唇四周呈黑色，是肾绝的表现；如果唇色晦暗而黑浊，多是由腹泻、食欲不振、便秘等病症引起的；如果唇上出现黑色的斑块，多是由肝肾功能不全而引发的肾上腺皮质功能减退症。

☑ 嘴唇四周长出异物

嘴唇及其四周部位是异物生长的多发地带，这些异物包括痘痘、白疱、脱屑等。观察出现异物的形态、色泽以及生长位置，可以判断出病源所在。

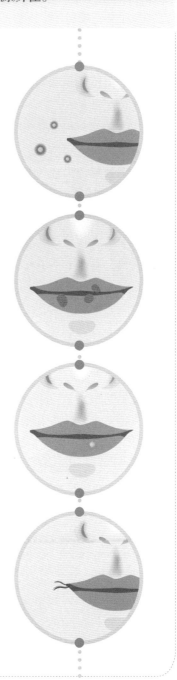

- **嘴角四周长痘痘：** 多是肠胃虚弱的表现。由于肠胃和口腔是相通的，因此肠胃上火时也会导致口腔上火，使嘴角四周长痘痘。

- **嘴唇四周的肿物：** 一般表现为色紫而有头，坚硬、麻木、疼痛，甚至出现恶寒发热的症状，这是脾胃积热引起的。

- **嘴唇上的疮：** 一般是由脾胃蕴热引起的。如果长在上唇，且唇厚皱发紫，多是心肺火郁的表现；如果长在下唇，且唇质粗糙色乌，多是脾经蕴热的表现；如果长在嘴唇的四角，多是胃与大小肠火蕴的表现。

- **嘴唇上的皮屑：** 一般会同时出现痛痒不适，撕揭则疼痛出血等症状，且反复发作，不易治愈，多是风燥袭脾、唇失濡养所致。

- **口唇内的口疮：** 即口唇内出现的白色小疱，四周红肿、灼热疼痛。口疮的颜色鲜红且数量众多，多是心脾积热的表现，颜色淡红多是阴虚火旺、心肾不交的表现。

- **口唇上的红色斑片：** 如果用手按压颜色恢复正常，多见于遗传性的毛细血管扩张症。

- **下唇上的丘疹：** 一般呈淡红色或淡白色，如粟米大小、半透明状的突起，这是蛔虫斑，是体内有蛔虫的征象。

- **嘴角破裂：** 一般是由于胃的负担过重引起的，此时应注意控制饮食，适量摄取易消化的食物，细嚼慢咽，帮助恢复胃部功能。

☑ 人中的情况

现代医学认为，人中与泌尿生殖系统的关系尤为密切，《灵枢·五色》中记载，面王（鼻）以下者，膀胱子处也。所以我们可以通过观察人中的变化来了解男女泌尿生殖系统的情况。

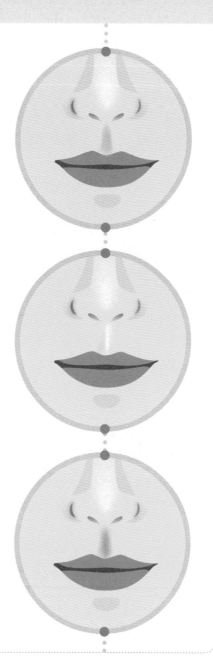

- **人中宽直，色泽红润：**说明肾气旺盛，生殖器官发育良好。

- **人中窄短，色泽枯滞：**说明肾气不足，可能是生殖系统发生了病变。

- **人中狭窄，沟道浅平，沟缘隆起不明显：**如果是女性，一般是由后天性子宫萎缩引起的，多见于经期紊乱者。

- **人中色泽晦滞或有色素沉着：**一般是肾虚的表现，多见于不孕的女性。

- **人中发黑，或者出现黑斑、黑块：**一般是肾上腺皮脂功能减退或脑垂体功能不足引起的。

- **人中沟狭窄细长，沟缘隆起明显，色暗：**如果是女性，多是子宫狭小、宫颈细长的表现，一般会有痛经。

- **人中凹陷：**多见于女性，这是骨盆异常或狭窄的表现，容易出现难产。

- **人中起丘疹：**如果是女性，一般是宫颈糜烂、附件炎；如果是男性，一般是前列腺炎。

- **人中呈白色：**这是病危的征兆，若呈淡白色，多是虚寒泄泻的表现；若呈苍白色，多见于咳嗽、咯血的患者。

- **人中上宽下窄，呈倒梨形：**一般是子宫前倾或前位的表现，女性多见经行胀痛。

- **人中上窄下宽，呈"八"字形：**一般是子宫后倾或后位的表现，女性多见经行腰酸，严重者会影响受孕。

☑ 口腔中的气味

正常的口腔中几乎都有一定的气味，在进食葱、蒜、韭菜、羊肉等食物后，口腔中的气味还会加重，但是这些气味一般都可以通过刷牙、漱口消除。口腔、呼吸道或内脏发生病变时，也会使口腔产生各种各样的异味，这样的异味很难彻底消除。口腔中的异味主要有以下几种。

- **腥臭味：** 多是由胃热偏盛引起的。此外，牙周发炎、口腔糜烂、鼻窦炎、萎缩性鼻炎、鼻肿瘤、支气管扩张、胃炎等病症也可引起口气腥臭。
- **烂苹果味：** 多是糖尿病患者发生酮症酸中毒引起的。
- **鼠臭味：** 多见于肝功能严重受损而发生肝昏迷的患者。
- **尿臊味：** 一般是由肾功能严重受损而造成的，多见于严重的尿毒症患者。
- **血腥味：** 多见于牙龈出血、上消化道出血或支气管扩张咯血的患者。
- **大蒜味：** 各种有机磷类中毒所致，也可见于误服毒鼠药磷化锌者。

☑ 其他口唇异常情况

如果出现口眼歪斜、流口水或口干口燥的情况，也是身体发出的疾病信号，要引起注意。

- **口眼歪斜：** 如果老年人突然出现口眼歪斜的现象，同时伴有头痛、眼球活动异常等症状，很可能是脑出血、脑卒中的征兆。

- **流口水：** 可能是脾胃虚弱的表现，这是因为肠胃无法吸收水分而使水分滞留所致；口腔有炎症也会促进唾液的分泌，导致流口水；牙齿畸形，导致上下唇分开，就很容易流口水；神经官能症也会导致流口水。

- **口干口燥：** 口干多汗，怕热，如果同时出现甲状腺肿大、突眼等症状，可能是甲状腺功能亢进的表现；口干，伴有口角溃疡、咽干、舌体溃疡等症状，一般是缺乏维生素 B_2 造成的；口干也是糖尿病早期的信号，因为糖尿病患者的尿量和排尿次数增多，会出现口干、口渴的现象。

常见口唇病症与调理

口臭——胃火旺盛

有些人一说话，口中会发出异味，这是口臭的表现。病理性的口臭是由于口腔内的厌氧菌分解出来的硫化物而形成的，这样的异味是很难彻底清除的。口腔异味不仅让自己尴尬，影响个人形象，还可能是体内某种疾病的征兆，所以不可轻视。

这两种口臭要分清

当吃了葱、蒜、韭菜等食物或者早晨不刷牙等情况导致的口臭，是生理性的口臭，是短暂性的，一般通过刷牙或漱口就可以消除；而病理性的口臭一般是一些疾病引起的，是长期存在的，通过上述方法是没办法消除的。

病因诊断

中医认为，口臭大多是脾胃引起的。胃火旺盛，或食积于胃，郁而化火，导致胃阴受损、津液不足、虚火上蒸，胃中浊气随之呼出而引起口臭。除此之外，口腔疾病、服用药物、不良的饮食习惯、口腔不卫生、心理压力过大等原因也会导致口臭。

🔍 口臭，鼻干燥，咽喉肿痛

肺胃郁热者引起的口臭常伴有鼻干燥，咽喉红肿疼痛，流黄鼻涕，舌红，舌苔少等。这是因为外邪凝滞，肺胃郁热上攻而致口臭。

🔍 酸臭味

胃肠食积者口中常有酸臭之味，伴有脘腹胀满，嗳气泛酸，不思饮食，舌苔厚腻等表现。这是由于饮食失节，肠胃失运，宿食停滞，遂成食积所致。

🔍 口臭，口舌生疮

胃火旺盛者除了口臭，常伴有口渴饮冷，口舌生疮糜烂或牙龈赤烂肿痛，大便干结，小便短黄，舌红，舌苔黄等。这主要是因为平时爱吃辛辣厚味，导致生内热，火热上蒸所致。

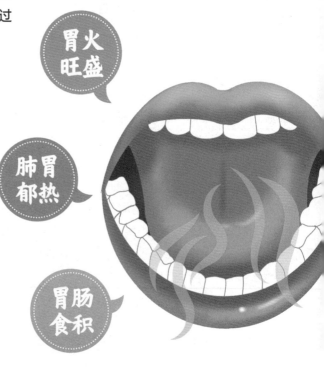

胃火旺盛

肺胃郁热

胃肠食积

日常调理

要缓解口臭，首先要分清口臭的病因，再对症调理。大部分的口臭是由于胃火旺或食积引起的，所以对于脾胃原因引起的口臭，重在清胃火、消食化积。

穴位疗法

按摩大陵穴可清心降火，清除口臭。按摩内庭穴具有清胃泻火的功效，对于胃火旺引起的口臭、牙痛具有很好的调理效果。按摩中脘穴具有消食导滞的功效，配合内庭穴，可缓解食积引起的口臭。

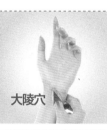
大陵穴

1. 用拇指指端按压大陵穴，每次3分钟，力度适中，以有酸胀感为度。

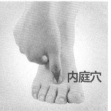
内庭穴

2. 用拇指或食指按压内庭穴，早晚各1次，每次3~5分钟。

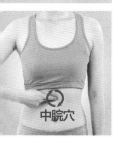
中脘穴

3. 用食指和中指指腹顺时针按揉中脘穴3分钟左右。

中药调理

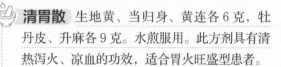

清胃散 生地黄、当归身、黄连各6克，牡丹皮、升麻各9克。水煎服用。此方剂具有清热泻火、凉血的功效，适合胃火旺盛型患者。

芦荟汤 芦荟、麦冬、桑枝、赤芍、荆芥、黑山栀、辛夷各10克，桔梗6克，甘草、薄荷各5克。水煎服用。此方剂具有清热泻火的功效，适用于肺胃郁热型患者。

保和丸 现有非处方中成药，主要由山楂、麦芽、神曲、莱菔子、陈皮、连翘、半夏、茯苓组成。此方剂具有消食导滞的功效，适用于胃肠食积型患者。

饮食调理

口臭者应清淡饮食，以清心降火为主要原则。想要缓解口臭，饮食上应不吃辛辣、油腻食物，多吃新鲜瓜果蔬菜。另外，对于口臭症状不太严重者，可多喝一些绿茶、薄荷茶、竹叶茶、菊花茶等清新口气。

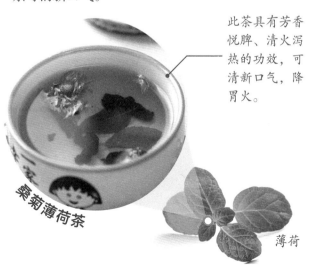

此茶具有芳香悦脾、清火泻热的功效，可清新口气，降胃火。

桑菊薄荷茶

薄荷

口唇燥裂——体内有热

口唇燥裂，是指口唇出现裂隙或裂沟，古称"唇裂肿""唇燥裂"。对于口唇燥裂，中医认为是脾胃热盛或阴虚火旺引起的。而现代医学一般认为是体内缺乏维生素 B_2 导致的。

嘴唇燥裂可能是唇炎

唇炎也是引起嘴唇燥裂的一个重要因素。唇炎主要表现为口唇干燥，脱屑，皲裂，进食酸辣刺激性食物会感到疼痛，大笑时嘴唇会皲裂出血。如果出现以上症状，要引起注意。

病因诊断

口唇燥裂是体内有热的表现，一般是胃热炽盛或阴虚火旺引起的，前者是实热，后者是虚热，需要辩证分析。

🔍 口唇红肿，有裂沟

口唇红肿，有裂沟，多食易饥，口臭，大便秘结，舌红，舌苔黄厚。这主要是热邪入里或多食辛辣厚味等所致，唇为脾之外候，足阳明胃经挟口环唇，脾胃热盛，唇失滋养，故可产生唇裂。

🔍 口唇发红，干裂

唇赤干裂，颧红，潮热盗汗，虚烦不眠，小便黄，舌红，舌苔少。这主要是急性热病耗伤阴液，或五志过极、化火伤阴，或过服温燥劫阴之药，导致阴虚火旺、火炎灼口所致。

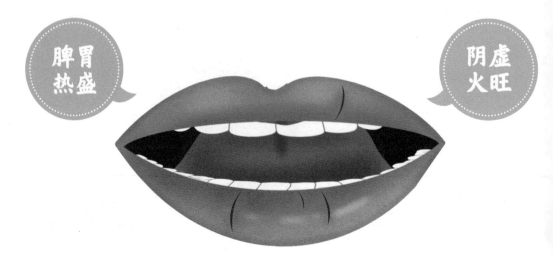

脾胃热盛

阴虚火旺

日常调理

口唇燥裂的常见原因是缺少维生素或水分。中医认为，嘴唇与脾胃关系密切，口唇燥裂说明脾胃热盛，调理应以清热、补充维生素为主。

穴位疗法

按摩下廉穴具有调理肠胃、通经活络的功效，此穴对嘴唇燥裂有很好的调理效果，还可缓解头痛、眩晕、目痛等。按摩内庭穴可清降胃火、通条腑气。按摩然谷穴可升清降浊。

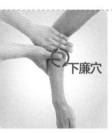

1. 用拇指指腹按揉下廉穴 1~3 分钟。

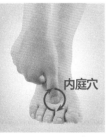

2. 用拇指指腹按揉内庭穴 2~3 分钟。

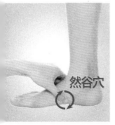

3. 用拇指指腹按揉然谷穴 2~3 分钟。

中药调理

清凉饮 大熟地、黄芩各 12 克，栀子、滑石、黄柏、木通、茯苓各 9 克，广陈皮 6 克，甘草 3 克。水煎温服。此方剂具有清凉泻热的功效，适用于脾胃热盛型患者。

六味地黄丸 现有非处方中成药。此药由多味药材组成。口服。此方剂具有滋阴补肾的功效，适用于阴虚火旺型患者。

饮食调理

口唇燥裂的饮食调理以生津滋阴、补充维生素为主。平时应多吃水果、蔬菜，尤其是雪梨、荸荠等有生津滋阴作用的食物，或者黄豆芽、油菜、小白菜、白萝卜、冬瓜等富含维生素的新鲜蔬菜，可缓解口唇燥裂的症状。

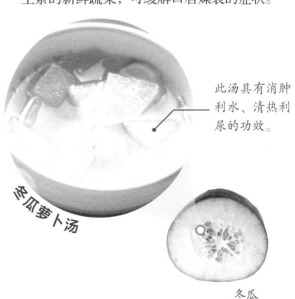

此汤具有消肿利水、清热利尿的功效。

冬瓜萝卜汤

冬瓜

口腔溃疡——体内有火

口腔溃疡俗称"口疮"，是困扰人们的常见口腔疾病之一。它是发生在口腔黏膜上的表浅性溃疡，大小不等，小的如米粒，大的如黄豆，呈圆形或卵圆形，可因刺激性食物引发疼痛。

病因诊断

口腔溃疡是体内有火导致的，但分为虚实两类。实证多因脾胃和心有热所致，虚证多因阴虚火旺所致。

口腔溃疡好发人群

发生于小儿者，以1岁内婴儿或不满月婴儿多见，又称"鹅口疮""白口疮"；发生于成人者，往往继发于伤寒、大面积烧伤、泄泻、糖尿病、原发性免疫缺陷病，以及长期大量使用抗生素的患者。

🔍 口舌生疮，红肿疼痛

口舌生疮，红肿疼痛，伴面红口渴，心烦，小便短赤，舌尖红等症状。这主要是心火上攻口腔所致。

🔍 口疮反复发作，口干

口疮反复发作，口干，心烦失眠，手足心热，舌红少苔。多因思虑劳倦，心阴暗耗，或热病后期阴分受伤，上炎于口所致。

心火上炎

阴虚火旺

脾胃积热

中气不足

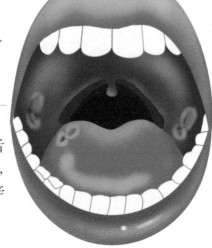

🔍 口唇舌多处生疮

口唇舌多处生疮，口渴饮冷，大便秘结，舌红，舌苔黄。这属于实热，多因饮食失节，嗜食辛辣厚味，脾胃积热所致。

🔍 口疮反复发作，疼痛较轻

口疮反复发作，疼痛较轻，大便不实，肢软神疲，舌质淡。这主要是气虚、劳倦、久病等因素使脾胃中气受损所致。

日常调理

口腔溃疡主要是体内积滞所致，致使心脾积热，火毒上攻，化腐浊成脓，常表现为溃疡反复发生。调理的关键是清热泻火、解毒。

穴位疗法

按摩合谷穴具有清热止痛、通经活络的作用，常按此穴可加快新陈代谢，促进有毒物质的排出，有助于口腔溃疡的好转。内庭穴是足阳明胃经的荥穴，荥穴是热证、上火的克星。经常按摩内庭穴，可以降低口腔疾病的发生率。

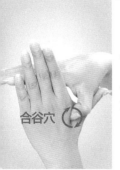

1. 用拇指指腹点揉合谷穴1~3分钟。

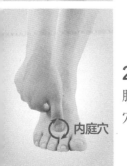

2. 用拇指指腹按揉内庭穴2~3分钟。

中药调理

泻黄散 藿香叶21克，山栀仁3克，石膏15克，甘草9克，防风12克。研为细末，同蜜、酒微炒香，为细末。每次服3~6克，水一盏，煎至五分，温服清汁。此方剂具有泻脾胃之火的功效，适用于脾胃积热型患者。

导赤散 生地黄、木通、生甘草梢、竹叶各6克。水煎服。此方剂为清热剂，具有清脏腑热、清心养阴的功效，适用于心火上炎型患者。

六味地黄丸 现有非处方中成药。此药由多味药材组成。口服。此方剂具有滋阴清热的功效，适用于阴虚火旺型患者。

补中益气汤 黄芪18克，炙甘草、去芦人参、白术各9克，当归3克，升麻、柴胡各6克。水煎服。此方剂具有补中益气的功效，适用于中气不足型患者。

饮食调理

口腔溃疡的饮食调理以滋阴清热为主，也要注意补充维生素。饮食宜清淡，不要吃辛辣等刺激性比较大的食物，避免局部刺激。平时要多饮水，多吃荸荠、莲藕、白萝卜、芹菜等滋阴清热的食物。

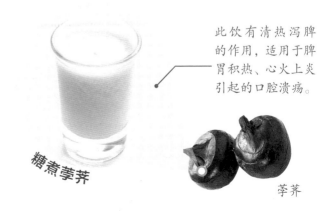

此饮有清热泻脾的作用，适用于脾胃积热、心火上炎引起的口腔溃疡。

糖煮荸荠

荸荠